Joline E.

Die Chance

mit wenig auf mehr

Gesundheitlich, sozial und finanziell

Inhalt

Vorwort

Mir war bewusst, dass ich dabei war mein bisheriges Leben noch einmal völlig auf den Kopf zu stellen. Schon seit einiger Zeit spürte ich den Drang in mir, mehr erreichen zu wollen und nicht mehr in und mit den bisherigen Mustern bis an mein Lebensende weiterzumachen. Ich war unzufrieden und musste schleunigst etwas daran ändern. Und da ich in vielen Situationen auf meinen Bauch gehört habe, wusste ich, dass es das einzig Richtige war.

Doch woher dieses Gefühl in mir plötzlich kam und wie ich es geschafft habe, endlich glücklich zu sein, möchte ich gerne in diesem Buch erklären. Es handelt von meinen ganz persönlichen Erfahrungen und den Menschen, die mir in kurzer Zeit so viel zurückgegeben haben.

Gerne könnt ihr mich auch auf

www.die-chance-mit-wenig-auf-mehr.de

besuchen und eure Fragen stellen.

Sollte ich es wirklich wagen oder doch lieber so weitermachen? Würde ich es später einmal bereuen oder mich mehr darüber ärgern, es nicht gewagt zu haben? Tausend Gedanken gingen mir durch den Kopf. Doch es war für mich das einzig Richtige auf mein Herz zu hören und mein altes Leben hinter mir zu lassen, egal wie schwer es werden würde.

Mein sehnlichster Wunsch ist, vielen Menschen mit diesem Buch einen neuen Weg zu zeigen und ihnen wieder Mut zu machen. Ihnen von meiner ganz persönlichen Situation zu berichten, die damals oft nicht einfach und manchmal auch völlig aussichtslos war, und meine Erfahrungen mit vielen anderen zu teilen.

Diese waren nicht immer nur positiv, aber sie haben mich gestärkt und zu einem neuen Menschen gemacht. Auch wenn dieser Schritt in eine neue Zukunft für mich nicht immer einfach war, habe ich die größte Entscheidung in meinem Leben bis heute nicht bereut.

Dieses Buch ist ein Mix aus eigenen Erfahrungen und Empfehlungen zu verschiedenen Themen. Einen Großteil nehmen natürlich die homöopathisch unterstützte Stoffwechselkur, die hochwertigen Produkte und Erklärung des Ablaufs ein, die ich mit Beispielen aus meinem Umfeld erklären werde, doch auch mit einigen

Zivilisationskrankheiten wie Schilddrüsenfehl-funktionen, Diabetes oder Arthrose habe ich in meinem Team Erfahrungen gesammelt, die ich gerne weitergeben möchte.

Und auch, wenn ich ausgerechnet von den Menschen keine Hilfe bekam, die meinen Wunsch nach einem neuen und sorglosen Leben schneller erfüllen hätten können, habe ich niemals damit aufgehört, an meine Träume zu glauben und sehr lange dafür gekämpft.

Und diesen Mut möchte ich mit meiner Geschichte und meinem neuen Weg an viele Leser weitergeben. Ich möchte einen Einblick in mein Leben schenken, meine Erfahrungen erzählen und anderen Menschen ans Herz legen, niemals ihre Wünsche und Ziele zu vergessen.

Würde ich euch heute die richtigen Lottozahlen aufschreiben, würdest ihr dann nicht spielen um den Jackpot zu knacken und euch selber ein unabhängiges Leben zu schenken? Ähnlich ist es mit diesem Konzept und ich zeige euch, wie ihr in einigen Wochen, Monaten oder auch Jahren euch all eure Wünsche und Ziele erfüllen könnt. Ihr entscheidet selber über euer Glück, ohne Risiko und ohne Einbüßen!

Ich hatte vor einiger Zeit genau diese Chance mit wenig auf mehr, jetzt habt ihr es selber in der Hand!

Meine ganz persönliche Geschichte

„Ich habe nicht nach dieser Möglichkeit oder nach diesem Unternehmen gesucht, es hat mich ganz von alleine gefunden."

Diesen Satz, den ich bei Recherchen in einem Bericht laß, habe ich erst später verstanden. Denn plötzlich tat sich eine großartige Chance für mich auf, die ich nicht gleich von Anfang an wahrgenommen hatte.

Mein Name ist Joline und ich komme aus einer kleinen Stadt am Rande Berlins mit etwa 30.000 Einwohnern. Ich lebe bis heute sehr gerne hier, denn dieses Fleckchen Erde ist meine Heimat. Hier habe ich seit Jahren meine Freunde und auch meine Familie. Wir haben einen wundervollen See mit tollen Plätzen, viele Grünflächen und kleine Lokale zum Entspannen und Wohlfühlen. Und auch wenn wir hier sehr ruhig leben, haben wir genau das Gegenteil, die Großstadt Berlin, direkt vor unserer Nase. Möchte man entspannen, bleibt man in der kleinen Stadt. Sucht man dagegen Trubel, Festivals und ausgefallene Restaurants, fährt man 30 Minuten mit dem Auto nach Berlin rein und findet alles, was das Herz begehrt. Früher bin ich hier zur Schule gegangen, später absolvierte ich auch in meiner Heimatstadt meine

Ausbildung. Doch der Weg bis zu meiner jetzigen Situation war nicht immer einfach. Ab der 8. Klasse musste ich mich zur Schule quälen. Ich wollte lieber Geld verdienen und fing an, in den Ferien nebenbei zu jobben. Außerdem machte die typische Teenie-Null-Bock-Phase auch vor mir keinen Halt und meine Mama musste mit mir durch viele Höhen und Tiefen der Pubertät. Manchmal machte ich ihr das Leben sehr schwer, doch sie hat nie aufgehört, an mich zu glauben und ist bis heute immer für mich da. Dafür liebe ich sie über alles.

Nach dem Abitur nahm ich mir eine kleine Auszeit. Ich wollte herausfinden, was ich im Leben wirklich wollte und jobbte noch mehr als zuvor. Fast tagtäglich war ich irgendwo arbeiten oder reiste für einige Wochen zu Freunden nach Tschechien. Ich liebte es einfach, wenn ich in den Zug steigen konnte und mehrere Stunden alleine unterwegs war. Das gab mir das Gefühl von absoluter Freiheit. Der Blick aus dem Fenster ließ mich träumen und gab mir unheimlich viel zurück. Wenn die Sonne über die Felder wanderte und diese in bunten Farben erstrahlen ließ. Wenn der Wind durch die Bäume und Gräser wehte und diese sich hin und her bewegten. Oder wenn ich aus dem kleinen Zugfenster heraus Menschen sah, die sich auf dem Bahnsteig in den Armen lagen und sich verabschiedeten oder sich nach langer

Zeit wiedersahen. All diese Menschen hatten eine eigene Geschichte und zu gerne habe ich darüber philosophiert, was ihnen wohl im Leben schon alles widerfahren ist. Es war einfach ein tolles Gefühl auch mal alleine zu sein und in sich zu gehen, denn so konnte ich immer am besten entspannen. Doch natürlich freute ich mich auch auf meine Freunde und besonders darauf, mit ihnen die Zeit zu verbringen. Diese Zeit war für mich sehr prägend. Und noch heute packt mich ab und zu das Fernweh und das damalige Gefühl von Freiheit durchzieht meinen ganzen Körper. Wahrscheinlich mit ein Grund, warum ich mein späteres Leben noch einmal neu strukturiert habe.

Andere sind nach der Schule direkt zum Studium gegangen oder haben eine Ausbildung begonnen, doch ich brauchte diese Pause für mich und bereue bis heute keine einzige Sekunde davon. Ich wusste mehr denn je was ich wollte und verfolgte meine Ziele konsequent. Und so entschied ich mich ein gutes Jahr später für eine Ausbildung bei der Polizei in meinem Bundesland. Doch obwohl ich durch alle einzelnen Aufgaben kam, fehlten mir am Ende 2,8 cm bis zur Mindestgröße. Frustriert fuhr ich mit dem nächsten Zug nach Hause, doch lange ließ ein neues Angebot nicht auf sich warten. Meine Ma entdeckte in der Zeitung eine große Anzeige, in der nach Azubis gesucht wurde. Zwar konnte ich es mir noch nicht so richtig vorstellen Anzüge oder Kostüme zu tragen, aber wollte es wenigstens einmal versucht haben. Und nach einigen erfolgreichen Tests und Gesprächen, bekam ich nur wenige Wochen später die Zusage für den Ausbildungsplatz. Als ich den Brief öffnete, blickte ich einige Minuten erstarrt auf das Papier. Ich wusste nicht, ob ich mich wirklich darüber freuen sollte, denn eigentlich war es nicht gerade mein Traumberuf. Doch ich zog die ersten Wochen durch und merkte plötzlich, dass mir die Arbeit wirklich Spaß machte. Meine Kollegen waren klasse, ich bekam viele Einblicke in ganz neue Themengebiete und der tägliche Umgang mit Menschen zauberte mir immer wieder ein Lächeln auf das Gesicht. Und so verging die Zeit wie im Flug und ich beendete meine Ausbildung vorzeitig nach zweieinhalb Jahren. Und auch wenn ich mir für mein späteres Arbeitsleben nicht vorstellen konnte in dieser Branche zu bleiben und bei meinem Arbeitgeber alt zu werden, nahm ich zunächst die mir angebotene Stelle an und freute mich auf neue Herausforderungen. Weitere zweieinhalb Jahre später sah die Welt allerdings nicht mehr allzu rosig aus. Mittlerweile war ich in einer internen Abteilung beschäftigt. Die Arbeit wurde immer mehr und meine Aufgabengebiete waren breit gestreut. Ich hatte nur noch selten etwas mit Kunden zu tun, schulte dagegen die Mitarbeiter, kümmerte mich um

Veranstaltungen oder plante Kampagnen. Meine Kollegen in der Abteilung waren super, doch ich bemerkte von Monat zu Monat mehr, dass ich nicht immer 150 Prozent geben konnte und somit immer frustrierter wurde. Ich war Anfang 20, doch ich fühlte mich schlapp und ausgelaugt. Die Arbeit, die man tagtäglich leistete, war mittlerweile selbstverständlich und mir fehlte oft die Anerkennung und Motivation. Doch oft bekam man liebe Worte von seinen vielen Kollegen, denen man zur Seite stand oder wurde zum Dank in den Arm genommen. Zu meiner Gesamtsituation kamen dann noch einige interne Faktoren, die mich immer weiter demotivierten und zum Nachdenken brachten. Dennoch wollte ich meine sichere Stelle nicht so einfach aufgeben und akzeptierte die verschiedenen Gefühle, die mich seit einiger Zeit verfolgten.

Eines Tages stand ich allerdings vor einer ganz persönlichen Entscheidung, die mein Leben auf einem Schlag verändern sollte. Ich habe mich für meine Arbeit und gegen eine kleine Familie entschieden, weil ich Angst davor hatte, meinen Arbeitsplatz, meine Stelle zu verlieren und wieder von vorne beginnen zu müssen. Doch obwohl ich dachte, dass es in diesem Moment das einzig Richtige war, fingen erst an diesem Punkt meine wahren Probleme an. Ich habe es psychisch nicht mehr auf die Reihe bekommen. Habe mir Vorwürfe gemacht und fing an, mich dafür zu hassen. Dennoch habe ich nie meine Arbeit dadurch vernachlässigt. Lieber habe ich nach außen immer so getan als wenn alles super wäre, habe gelacht und gute Miene zum bösen Spiel gemacht, als jemanden wirklich zu zeigen, wie kaputt ich innerlich bereits war. Und bis heute bin ich fest davon überzeugt, dass ich bis zum Schluss sehr gute Arbeit geleistet habe und ich nur mich selber vernachlässigt und kaputt gemacht habe. Wie oft ich an den Wochenenden oder bis in den späten Abenden hinein auf Veranstaltungen war. Wie oft ich zusätzliche Aufgaben übernommen hatte und diese schnell abarbeiten musste. Oder wie oft ich noch im Büro saß um Unterlagen zusammenzustellen und man für Kollegen, die man eigentlich schulen wollte, erst einmal der Seelsorger war, weil sie einmal mehr frustriert über ständige Neuerungen waren. Das war für mich alles völlig verständlich und ich liebte meine Arbeit und all die Aufgaben, die damit verbunden waren, denn sie lenkten mich ab. Haben die schlechten Gedanken in meinem Kopf für einen kurzen Augenblick vergessen lassen. Doch sobald ich meinen Arbeitsplatz verlassen hatte, grübelte ich wieder und stumpfte innerlich immer weiter ab. Und als ich eines Tages durch Zufall von einer Kollegin etwas sehr Persönliches erfuhr, stiegen die Vorwürfe mir gegenüber ins Unermessliche. Ich ärgerte mich so über meine damalige Entscheidung nicht zu meiner Familie gestanden zu haben und sah von diesem Zeitpunkt an keinen Sinn mehr darin, meine ganze Energie in diese Arbeit zu stecken. Ich konnte auch nicht mehr, denn immer mehr überwiegten die negativen Gefühle und Gedanken in meinem Kopf. Doch da war es bereits zu spät. Natürlich hatte ich in der ganzen Zeit viel erlebt und tolle Menschen kennengelernt, doch das konnte nichts an meiner Gefühlswelt ändern. Ich wusste ganz genau, dass etwas passieren musste. Schleunigst musste sich etwas ändern und ich guckte nach offenen Stellen, durchstöberte die Zeitungen und Internetportale. Ich schickte Bewerbungsunterlagen an verschiedene Unternehmen, doch die Frustration in mir stieg von Tag zu Tag immer weiter an. Dazu kamen die Vorwürfe über meine damalige Entscheidung, die ich mit mir selber ausmachen wollte und das Gefühl, dass mein Leben Schritt für Schritt den Bach herunterging und die Katastrophe war fast perfekt. So zog Woche für Woche ins Land, bis ich irgendwann innerlich völlig kaputt und am Ende meiner Kräfte war. Heute bin ich selber darüber erstaunt, dass ich damals nicht einfach zusammengebrochen bin.

Oft saß ich einfach nur da und starte nachdenklich in die Luft. Warum musste ich so etwas durchmachen? Warum musste ich immer die Starke sein und warum hatte ich oft das Gefühl, dass ich keinen habe, an dem ich mich hätte anlehnen und weinen können. Am liebsten wollte ich innerlich zerspringen. Oft habe ich mich gefragt, ob es einen Gott geben würde oder meine Großeltern, die früh von uns gegangen sind, von oben zugucken und auf mich aufpassen würden? Doch dann habe ich mich gefragt, warum sie all diese Dinge und den Schmerz in mir zuließen? Warum sie mir nicht einfach schon vorher einen anderen Weg gezeigt hatten und dadurch all die Dinge ungeschehen hätten machen können. Und weil ich auf all meine Fragen und Gebete keine Antworten erhielt und ich immer weiter in dieser Spirale nach unten feststeckte, kam irgendwann die Zeit, in der ich an keinen mehr glauben wollte. Verlor selbst den Glauben an mich selber und das war das Schlimmste, was mir für eine kurze Zeit passieren konnte. Mir wurde alles zu viel, ich schaffte nichts mehr und hasste mich dafür. Löste mich nach und nach von meinen Freunden und zog mich immer weiter zurück. Ich wollte mit niemanden sprechen und vieles mit mir alleine ausmachen. Immer wieder kamen kurze Momente, in denen ich mir Mut machte, dass ich es schaffen werde. Doch dann wurde ich zurückgeworfen, von mir selber, weil ich wieder flüchtete. Ich flüchtete vor meinen engsten Leuten und dachte mir, dass mich so keiner vermissen würde. Und so kam eine Nacht in meinem Leben, die ich nie wieder vergessen werde.

Ich war gerade mit dem Auto unterwegs, auf dem Weg nach Hause. Es war dunkel und ich merkte, dass ich zwar anwesend war, aber die letzten Meter wie in Trance gefahren bin. Ich war in Gedanken und sah die Straße wie durch eine Nebelwand. Die letzten Wochen und Monate gingen mir durch den Kopf und alles was ich mir in diesem Augenblick gewünscht hatte, war, dass ich die Zeit zurückdrehen könnte. Ich wollte endlich wieder glücklich sein. Dieser Moment hätte mein letzter sein können, denn ich war kurz davor auf mein völlig kaputtes Herz zu hören und gegen einen Baum zu fahren. Ich wollte nicht mehr länger diese Schmerzen ertragen, wollte nicht mehr länger für etwas kämpfen, was ich nicht erreichen konnte und wollte mein Leben so beenden. Doch plötzlich sah ich meine Familie vor mir, meinen Freund und all die Menschen, die ich vermissen würde, lenkte das Auto wieder in die Mitte der Fahrbahn und bremste einfach ab. Es war schon spät und niemand kreuzte meinen Weg und so hat es keinen interessiert, dass mein Auto quer auf beiden Fahrstreifen stand. Ich legte zuerst die Hände auf das Lenkrad und ließ danach meinen Kopf auf die Arme fallen. Ich hörte meinen

Atem, er war schnell und hilflos und plötzlich fing ich an zu weinen. Ich weinte aus tiefstem Herzen, schrie all meine Wut mir gegenüber in das Innere des Autos und wusste nicht, wie es weitergehen sollte. Ich war wirklich am Ende meiner Kräfte und hatte das Gefühl, dass ich mich niemanden anvertrauen konnte. Doch es musste irgendwie weitergehen, ich wollte wieder kämpfen, auch wenn ich wusste, dass es nicht einfach werden würde. Doch mir war von der ein auf die andere Sekunde bewusst, dass ich es irgendwann schaffen werde. Wer viel Scheiße im Leben erlebt und viele Aufgaben meistern muss, der weiß irgendwann die kleinen Dinge im Leben zu schätzen. Warum ausgerechnet mir das alles passieren musste, wusste ich nicht, doch ich sah es als Lebensaufgabe, die ich meistern sollte. Wie eine Prüfung für ein besseres Leben. Irgendjemand wollte mir in diesem Moment den richtigen Weg zeigen und mich lenken und hat mich gerettet. Und genau diesen Weg nahm ich dankend an.

Bisher fühlte ich mich oft unwohl, völlig hilflos und flüchtete vor alles und jedem. Niemand konnte mir in dieser Zeit wirklich zur Seite stehen, ich habe lange gedacht, dass ich alles alleine regeln könnte und merkte fast zu spät, wie krank ich durch all die Vorkommnisse wurde. Doch nach dieser Nacht bemerkte ich, dass ich meinen Freund, meine Familie und einige Freunde um mich herum hatte, die mir immer wieder indirekt die Kraft gaben, die ich zum Weitermachen brauchte. Diese Menschen gaben mir den Sinn im Leben zu bleiben und nicht komplett durchzudrehen. Und so wusste ich besser als jemals zuvor, dass ich mich nur selber aus meiner momentanen Situation befreien konnte. Ich brauchte dringend einen Neuanfang, eine Aufgabe in meinem Leben, die mir wieder Spaß brachte, um wenigstens etwas Ruhe einkehren zu lassen. Und diesen ersten Ausgleich fand ich beim Schreiben. Ich weiß nicht warum ich plötzlich damit anfing, doch so konnte ich den innerlichen Druck und all die ungeklärten Gefühle in mir herauslassen. Es war wie ein Ventil für all das Erlebte und es tat unheimlich gut, einfach drauf loszuschreiben. Und dabei bemerkte ich wirklich und sah es endlich einmal schwarz auf weiß, wie unglücklich ich lange Zeit war und es mir gegenüber nicht zugeben wollte. Ich wollte so einfach nicht mehr weitermachen. Und da ich bereits mit mir selber über Wochen und Monate hinweg haderte, ob ich beruflich noch an der richtigen Stelle wäre, kam alles so, wie es für mich kommen sollte und die qualvolle Entscheidung wurde mir zum Glück mehr oder weniger abgenommen. Und das Überraschende war, dass ich darüber nicht einmal traurig war, sondern eher erleichtert aus diesem Gespräch herausging. Bis heute habe ich nicht ein einziges Mal wehmütig zurückgeblickt, ganz im Gegenteil, es war wie ein Befreiungsschlag für mich. Natürlich hätte ich für all das kämpfen können, doch genau das wollte ich ja nicht mehr. Für was und wen auch? Um wieder unzufrieden einige Wochen weiter zu machen und immer wieder Rückschläge zu spüren? Um die Vorwürfe mir gegenüber immer weiter voran zu treiben? Ich habe immer meine Arbeit mit meiner damaligen Entscheidung verbunden und das konnte einfach nicht mehr gutgehen. Nur ich konnte mein Leben neu gestalten und hatte endlich den Mut dazu. Ich wollte doch schon so lange weg und meine endgültige Entscheidung kam aus dem Bauch heraus. Und so blickte ich, nach vielen Wochen und Monaten der innerlichen Qualen, endlich glücklich und erleichtert in eine neue und bessere Zukunft.

Endlich war ich frei, endlich war ich meine Fesseln und den Druck los und konnte nach langer Zeit wieder aufatmen. Mein innerlicher Kampf hatte mich in der ganzen Zeit krank gemacht und ich musste mir eingestehen, dass ich seit Wochen nicht mehr vorankam. Und auch wenn ich unglaublich tolle Leute zurücklassen musste, habe ich auf meinem neuen Weg wieder großartige Menschen kennenlernen dürfen und neue Freundschaften geschlossen. Und in all den Jahren habe ich auf jeden Fall etwas sehr Wichtiges für mich gelernt:

Auch wenn eine Situation noch so aussichtslos erscheint und man sich nicht erklären kann, warum alles auf einmal so passiert ist, bekommt man irgendwann die Antwort darauf. Manchmal in ein paar Wochen, manchmal erst Jahre später, doch nichts passiert ohne Grund. Alles im Leben hat einen Sinn und meiner war genau in diesem Moment alles hinter mir zu verlassen, um endlich wieder Ruhe und Ordnung in mein Leben zu bringen.

Mein Neuanfang

Natürlich war es anfangs sehr ungewohnt. Ich hatte fünf Jahre lang eine geregelte Arbeit, mein Tagesablauf war komplett durchgeplant. Jetzt musste ich wieder von vorne beginnen. Ich jobbte in der Übergangszeit in meinem langjährigen Nebenjob. Mein Chef freute sich natürlich sehr, dass ich jetzt endlich wieder mehr Zeit hatte, doch nebenbei guckte ich mich nach einer festen Stelle um. Vor allem die Arbeit mit Menschen machte mir unheimlich viel Spaß und daher wollte ich wieder zurück zu Menschen, denen ich helfen konnte. Ich hatte zu vielen sofort einen Draht und hörte mir sehr gerne ihre Geschichten an. Wie überrascht man von einigen war, besonders wenn man am Anfang dachte, dass das Gegenüber nicht so sympathisch wäre und sich dann im Laufe des Abends ein stundenlanges Gespräch oder sogar eine jahrelange Freundschaft daraus entwickelte.

In der kleinen Stadt am Rande Berlins lebte ich seit meiner Geburt, daher kannte ich sehr viele und viele kannten mich. Doch immer wieder kamen neue Gesichter in unsere kleine Bar im Stadtzentrum und machten den Abend zu einem unvergesslichen Erlebnis. Und wie es das Leben (nicht der Zufall, denn den gibt es bei mir nicht) für mich wollte, habe ich auch meinen neuen Arbeitgeber bei einer Schicht in der Bar getroffen. Er war Leiter eines Sportstudios und lauschte interessiert den Erzählungen meiner Pläne für die Zukunft. Wir kannten uns schon einige Jahre, doch hatten uns lange Zeit nicht gesehen. Und da er auch gerade auf der Suche nach neuem Personal war, lud er mich sogar einige Tage später zu einem ersten Treffen ein. Er zeigte mir das Haus und sprach mit mir über seine Pläne. Ich wusste sofort, dass es der erste Schritt in die richtige Richtung war. Weg von meinem alten Leben, weg von all den Erinnerungen. Zum Sport geht jeder gerne. Die Menschen kommen mit guter Laune zum Training um sich fit zu halten und interessieren sich für Themen wie Abnehmen, Wellness und Gesundheit. Der Trend, genau solche Themen in den persönlichen Fokus zu rücken, steigt immer weiter an und das wird auch in einigen Jahren noch so sein. Für mich war diese Chance eine erste Etappe auf meinem Weg zu mir selbst und daher konnte ich gar nicht anders als sie dankend anzunehmen.

Durch meine neue Arbeit lernte ich viele interessante Menschen kennen und setzte mich noch viel intensiver mit all den gesunden Themen auseinander. Mein ganzer Körper erholte sich vom Stress der letzten Monate und ich sah plötzlich, dass es Menschen gab, die meine

Arbeit zu schätzen wussten. Oft bekam ich positives Feedback von den Sport- und Fitnessgästen und auch mein neues Team war grandios. Alle hielten zusammen und unterstützten sich. Es gab keine Neider und kein Gerede. Ganz im Gegenteil, wir hatten viel Spaß und lachten viel. Die Arbeit machte einfach unheimlich viel Spaß und das strahlte ich auch nach außen hin aus. Und wenn ich in meiner Freizeit einen meiner alten Kollegen auf der Straße traf, dann sagten sie mir, dass ich endlich wieder besser und gesünder aussehen würde. Und genau das war die Hauptsache und sollte auch für mich so sein. Niemand wird dazu gezwungen, unglücklich zu sein. Keiner sollte sein Leben lang unzufrieden und demotiviert sein und sich Tag für Tag aufs Neue quälen. Wir alle können frei über unser Glück entscheiden und sollten niemals andere darüber bestimmen lassen, wo die Grenzen unserer Träume sind. Der Glaube daran, dass ein Neuanfang möglich ist, ist das Wichtigste und wenn man geduldig ist, kommt alles zu seiner Zeit. Rückblickend kann ich das über all meine Entscheidungen sagen und bin überglücklich mit meinem jetzigen Leben.

Als ich bereits seit einigen Wochen im Sportstudio tätig war und alles perfekt schien, bekam ich wie aus heiterem Himmel einen Ausschlag. Als würde mein Körper mir zeigen wollen, dass er sich nach all der stressigen Zeit und dem vielen Hin und Her wieder regeneriert und all das Schlechte aus dem Körper ausscheiden will. Anfangs war der Ausschlag auch eher harmlos und ich versuchte ihn mit einfachen Cremes wieder wegzubekommen, doch von Tag zu Tag wurde es immer schlimmer. Erst im Gesicht, dann auf den Schultern und danach auf dem Rücken. Die roten Stellen wurden zu Pickeln oder sogar zu dicken Pusteln. Und ich glaube, dass jeder es nachvollziehen kann, wie unangenehm mir diese Situation war. Zum Glück war gerade Winter und ich konnte die schlimmsten Stellen mit langen Sachen abdecken. Doch im Gesicht blieb mir nichts anderes übrig als diese regelmäßig unter Puder zu verstecken. Es war einfach grauenvoll und viele sprachen mich darauf an. Selbst mein Freund machte sich Sorgen über diese plötzliche Veränderung und konnte es sich nicht erklären. Doch ich hatte in den letzten Wochen nichts anders gemacht. Weder benutzte ich eine andere Reinigungslotion oder Creme, noch ein anderes Waschmittel für die Wäsche. Keine Veränderung, doch die Haute wurde immer schlimmer. Ich suchte daher meine Kosmetikerin auf, war beim Hautarzt und in der

Apotheke, doch nichts schien bei mir anzuschlagen. Und als sie mir zum Schluss eine leichte Cortisonsalbe verschreiben wollten, gab ich auf und desinfizierte nur noch die offenen Stellen, um Schadensbegrenzung zu betreiben. Immer in der Hoffnung, dass sich die Haut irgendwann selbst regenerieren würde. Denn über Cortison, gerade im Gesicht, hat man schon viele schlechte Berichte von Menschen gelesen. Es ist eine Therapieform, die auf einem körpereigenen Hormon basiert, welches in der Nebennierenrinde gebildet wird. Dieses lebenswichtige Hormon ist für verschiedene Prozesse im Körper verantwortlich. Ansteigen des Blutzuckerspiegels, Ankurbelung der Fettfreisetzung, Entzündungen hemmen,... Gibt man dem Körper jetzt ein Cortison-Medikament, wird die körpereigene Produktion heruntergefahren bis ganz eingestellt. Über einen längeren Zeitraum hat das zur Folge, dass sämtliche Stoffwechselvorgänge beeinflusst werden. Es kommt zu Aufschwemmungen, Wassereinlagerungen im Gewebe, Gewichtszunahme, Knochenentkalkung, Entwicklung einer Zuckerkrankheit,... Ich entschied mich daher gegen die Cortisonsalbe, auch wenn diese in den ersten Tagen entzündungshemmend gewesen wäre. Denn auf die langfristigen Nebenwirkungen konnte ich getrost verzichten.

Und so vergingen Tage und Wochen ohne wirklichen Erfolg. Ich war völlig frustriert und schämte mich sogar vor meinen engsten Freunden und meiner Familie. Als ich eines Tages vor der Arbeit meine Kollegen aus der Bar besuchte, um mir einen Latte Macchiato für den Weg zu holen, erzählte ich ihnen von meinen Sorgen. Wir kannten uns fast alle seit Jahren, arbeiteten zusammen und pflegten Freundschaften untereinander. Und plötzlich kam das Thema Gesundheitsvorsorge und Nahrungsergänzungsmittel auf und dass es in den nächsten Tagen hier einen Infoabend darüber geben wird. Natürlich wurde ich hellhörig und war sehr gespannt, ob mir etwas helfen könnte und es irgendwo ein natürliches Mittelchen für meine Haut gab. Denn all die Medikamente, die mir empfohlen worden, wollte ich nicht nehmen und suchte schon seit Tagen nach Alternativen. Ich verabschiedete mich von dem Team, schnappte mir den To-Go-Becher und fuhr zur Arbeit. Meine Gedanken kreisten den ganzen Tag um das eine Thema -wie toll es wäre, endlich wieder gesunde und glatte Haut zu haben. Ich konnte es kaum abwarten und war sehr gespannt, was uns der Referent erzählen und zeigen würde.

Die Chance meines Lebens

Einige Tage später war es dann auch schon soweit. Wir trafen uns alle in der Bar und bekamen ausführlich erklärt, welche neuen Sachen zurzeit die Gesundheits- und Fitnessbranche überrollten. Der Referent sprach von Gesundheit und Vorsorge, zeigte uns Videos auf seinem iPad und erklärte uns die Vorteile einer so genannten Stoffwechselkur. Tausend Gedanken gingen mir durch den Kopf, natürlich hörte sich das alles super an. Gesünderes Leben, ausgewogene Ernährung, Vorsorge und Fitness – alles Themen, mit denen ich mich im Sportstudio sowieso schon auseinander gesetzt habe. Und bis dahin dachte ich auch, dass ich auf all die Sachen eh schon achten würde. Ich lauschte aufmerksam seinen Worten und wartete erst einmal ab. Etwas skeptisch, so wie fast alle Menschen, begutachtete ich seine Materialien. Alles war sehr schlüssig und hörte sich perfekt an, doch ich konnte mich noch nicht so ganz mit der Stoffwechselkur identifizieren. Ich wollte doch nicht mehrere Kilos verlieren, sondern meine Hautprobleme in den Griff bekommen. Und so fragte ich ihn am Ende seiner Erzählungen, ob es auch speziell etwas für die Haut geben würde. Bejahend öffnete er die Internetseite und zeigte mir zwei Produkte mit denen ich mich einmal auseinandersetzen sollte. „Gucke dir einfach mal die beiden Produkte und deren Inhaltsstoffe an, google nach Erfahrungsberichten und entscheide dann selbst, ob es etwas für dich sein könnte.", waren seine Worte bevor ich mich an diesem Abend von der Gruppe verabschiedete. Ich konnte es kaum erwarten zu Hause den Laptop anzumachen und mehr darüber zu erfahren. Völlig erwartungsvoll setzte ich mich vor das Internet und durchsuchte es ganze zwei Stunden. Bis dahin wusste ich nicht, dass dieser Tag der Beginn eines völlig neuen Lebens für mich war.

Endlich hatte ich das Gefühl, dass ich meiner Haut etwas Gutes tun könnte und die Zeiten mit offenen Stellen und Scham vorbei wären. Aufmerksam laß ich einige Texte und sah mir die Inhaltsstoffe genauer an. Ich klickte mich durch verschiedene Seiten und sah noch mehr Produkte, die ich wirklich interessant fand. Doch zum Schluss grenzte ich meine Auswahl auf die bereits empfohlenen Produkte ein. Das eine hatte den Hauptanteil OPC und das andere Collagen und Hyaluronsäure. Ich suchte im Netz nach Erfahrungsberichten und das was ich fand, war der absolute Wahnsinn. Die Bilder und Berichte zu den einzelnen Produkten sprachen Bände und waren sehr vielversprechend. Auf dem einen Vorher-Bild war eine Frau zu sehen, die unglaubliche Cellulitis hatte. Das Nachher-Bild, welches direkt daneben folgte, zeigte eine fast glatte Haut. Innerhalb von sechs Monaten waren die tiefen Rillen in den Beinen kaum noch erkennbar. Und beim Weiterscrollen entdeckte ich das Gesicht einer Frau, die geschätzte 45 Jahre alt war. Falten an den Augen und am Mund waren deutlich erkennbar. Doch was sah ich darunter? Auch sie hatte über Monate dieses eine Produkt genommen und ihr Hautbild war sichtlich verbessert. Ich durchstöberte weitere Seiten mit Bildern und Berichten und irgendwann fragte ich mich, was ich jetzt noch zu verlieren hätte? Ich habe vorher schon so viel versucht, so viel Geld in Cremes, Peelings, Kosmetika gesteckt, dass der Preis dagegen ein Klacks war. Und hätte es mir nicht geholfen, hätte ich die Möglichkeit gehabt, die angerissene Packung innerhalb von 30 Tagen an den Hersteller zurückzuschicken und hätte den vollen Kaufpreis wieder zurückbekommen. Ich legte mir also auf der Internetseite ein Mitgliedskonto an, bestellte mir eine Packung von dem Produkt mit den Vitaminen und dem Collagen und wartete erst einmal ab. Die nächsten Tage war ich voller Vorfreude. Ich wollte endlich wissen, ob es mir auch so helfen würde, wie den vielen Menschen, die ich im Internet sah. Denn in Zeiten, in denen es ein Witz war, Bilder zu retuschieren, werde ich erst vollkommen von dem Produkt überzeugt sein, wenn auch meine Haut sichtbar besser wird. Bis zur Paketzustellung habe ich fleißig desinfiziert und hatte es einfach nur noch satt. Einige Tage später klingelte der Postbote an der Tür und übergab mir ein Paket mit einer bunten Aufschrift. Endlich konnte ich anfangen, endlich konnte ich herausfinden, ob sich meine Haut wirklich verbessert. Ich riss das Paket noch auf dem Weg in die Küche auf. Eine kleine weiße Dose fiel mir direkt in die Hände, voll mit 60 kleinen Tabletten. Schon lange habe ich mich nicht mehr so dermaßen auf eine Sache gefreut. Schnell ein Glas mit Wasser gefüllt, zwei Tabletten in die Hand genommen und mein Selbstversuch konnte starten. Um später den direkten Vergleich zu haben, machte ich mit meiner Handykamera noch zwei Bilder von dem Ausschlag in meinem Gesicht und setzte mich glücklich in die Wohnstube vor dem Fernseher. Ich erzählte erst einmal keinem, noch nicht einmal meinem Freund, dass ich mir ein Mittelchen aus dem Internet bestellt habe. Doch schon einige Tage später konnte ich merken und vor allem sehen, wie die offenen Stellen in meinem Gesicht von Innen heraus verheilten. Es war toll vor dem Spiegel zu stehen und sich das ganz genau anzugucken und mein Strahlen wollte an diesem Tag nicht mehr vergehen. Als mein Freund von der Arbeit kam und mich nach langer Zeit tagsüber ohne Puder im Gesicht sah, blieb er kurz stehen und meinte: „Schatz, dein Gesicht sieht schon viel besser aus. Hast du jetzt doch die

Cortisonsalbe aus der Apotheke genommen?" Und da erzählte ich ihm vom Abend in der Bar, von den Nahrungsergänzungsmitteln und meiner Bestellung. Ich zeigte ihm die kleinen Tabletten und erklärte ausführlich, für was welche Inhaltsstoffe gut waren. Er war absolut begeistert davon und musterte die Stellen einige Minuten lang. Danach gab er mir einen Kuss und sagte mir, dass er sich wirklich für mich freut.

Von Tag zu Tag wurde mein Hautbild immer besser. Etwa zwei Wochen nachdem ich das erste Mal die Tabletten genommen habe, waren fast alle Stellen im Gesicht verheilt und auch die großen auf dem Rücken waren fast verschwunden. Ich war ein neuer Mensch und konnte endlich aufatmen. Meine Sorgen, dass ich wegen zurückbleibender Narben keine kurzen Oberteile im Sommer tragen könnte, lösten sich zum Glück in Luft auf. Und was ich seitdem noch ganz nebenbei bemerken konnte, war die Verbesserung meines allgemeinen Wohlbefindens. Wenn es vorher einen plötzlichen Wetterumschwung gab, konnte ich oft mit einer Erkältung rechnen. Halsschmerzen und eine verstopfte Nase waren nächsten Tag auf jeden Fall immer Begleiterscheinungen. Doch jetzt hatte das alles ein Ende. Ich war seit der Ergänzung meines Körpers mit qualitativ hochwertigen Vitaminen und Mineralstoffen nicht mehr krank. Außerdem fiel es mir überhaupt nicht mehr schwer, morgens aus dem Bett zu kommen, wenn der Wecker klingelte. Ich fühlte mich rundherum wohl und das merkten auch die Menschen in meinem Umfeld.

Andere Menschen glücklich machen

Meine beste Freundin

Mit meiner Kosmetikerin war ich seit Jahren sehr eng befreundet, irgendwann wurde sie zu meiner besten Freundin, die mich in so einigen Situationen wieder aufbaute und andersrum. Und da sie in letzter Zeit viel um die Ohren hatte und wir uns nur wenig sehen konnten, lud sie mich eines Tages spontan zu einem Kaffeeklatsch zu sich nach Hause ein. Eingemummelt in Decken saßen wir auf ihrer Couch und sprachen über ihre momentane Situation. Doch plötzlich bemerkte sie, dass irgendetwas an mir anders war. „Jetzt habe ich erst gemerkt, dass deine Haut wieder so toll geworden ist und ja wirklich fast alle Stellen verschwunden sind. Was hat dir denn jetzt auf einmal geholfen?", fragte sie mich und kam mit ihrem Gesicht ein Stück näher. Ich erzählte auch ihr von dem Abend in der Bar, von meinen Stunden am Laptop, von dem Unternehmen und dem Produkt, welches ich mir bestellt hatte. Sie als Kosmetikerin konnte das Ergebnis natürlich viel besser einschätzen und beurteilen und war überwältigt. Ich erzählte ihr wie einfach alles war und wie unkompliziert man die Tabletten täglich nehmen konnte. Kein Peeling, keine Creme, nur ein Glas Wasser und die Haut zog sich das heraus, was sie für sich brauchte. Ich habe erst später einen tollen Satz von einem Arzt gehört:

„Alles was durch den Magen wirkt, ist effektiver als jede Creme, die man sich auf die Haut schmiert."

Und da hatte er Recht. Meine Kosmetikerin war von meinem Erscheinungsbild so angetan, dass sie mehr über die Produkte und das Unternehmen erfahren wollte. Und so kamen wir von der Hautproblematik auf das Thema Abnehmen. Ein Punkt, mit dem sie sich seit einigen Wochen intensiver befasste. Denn sie wollte sich einen Lebenstraum erfüllen und ihren BMI senken und dafür trainierte sie mittlerweile in einem Sportstudio sehr hart und ausgiebig. Zusätzlich stellte sie ihre Ernährung um und berichtete mir von ihren mehr oder weniger zufriedenstellenden Erfolgen. Sie hatte zwar mehr Kondition und nahm zweimal die Woche ohne Schwierigkeiten an Tae-Bo-Kursen teil, aber die gewünschten Erfolge besonders an ihren Problemzonen blieben aus. Natürlich war sie frustriert, so wie jeder, der unbedingt abnehmen möchte und solche Schwierigkeiten dabei hat. Doch ich konnte ihr im Laufe unseres Gespräches etwas Mut machen und erzählte ihr von der Stoffwechselkur, die Dank homöopathischer Unterstützung und hochwertiger Produkte dieses Unternehmens, immer mehr Anklang fand. Doch zu diesem Zeitpunkt wusste ich noch nicht allzu viel über diese Kur und versprach ihr, dass ich mich schlau machen und ihr Materialien zukommen lassen würde.

Tagelang habe ich mich belesen, kopierte mir Artikel, traf mich noch einmal mit meinen Freunden in der Bar und bestellte mir Bücher zu diesem Thema. Ein sehr Interessantes war das wohl Bekannteste zu dieser Kur von Anne Hild. Ausführlich und sehr verständlich, beschreibt die Autorin die Hintergründe, den Ablauf und die Unterstützungen während und nach der Kur. Und von Tag zu Tag gefiel mir diese neue Sichtweise auf das Abnehmen immer besser. Bei unserem nächsten Treffen, konnte ich meiner Freundin alles zu dieser Kur erklären. Ich stellte ihr ein Begleitheft zusammen, gab ihr das Buch zur Unterstützung mit und erklärte ihr den Ablauf der einzelnen Phasen. An diesem Punkt hätte sie getrost nein sagen können, doch sie guckte mich voller Hoffnung an und sagte mir: „Joline, was habe ich denn zu verlieren? Mehr als ausprobieren, kann ich es nicht." Und genau deswegen haben wir uns auch so gut verstanden. Sie hat oft in den Jahren unserer Freundschaft das Selbe gedacht. Und so verlor sie überhaupt keine Zeit, legte sich zu Hause selbständig ein

Konto an und bestellte sich das Komplettpaket für sich und ihre Mama. Für mich war dieser Moment etwas ganz Besonderes. Denn ich merkte plötzlich, dass ich meiner Freundin helfen und sie glücklich machen konnte und dieses Gefühl in mir war unbeschreiblich schön. Ich war wirklich unheimlich gespannt auf ihre Erfahrungen und Erfolge und blieb mit ihr die ganze Zeit über in Kontakt. Bereits nach einigen Tagen hatte sie wie im Schlaf Gewicht verloren und auch die veränderten Ernährungsweisen machten ihr keine größeren Probleme. Sie ging weiterhin zum Sport oder lief mit Freunden gemütlich um den See und verlor insgesamt 5kg an Körperfett während der Kur. Für sie ein erster Schritt in die richtige Richtung und die Umstellung möchte sie nachhaltig beibehalten. Was sie neben der Gewichtsabnahme noch bemerkte, war ihr sichtlich verbessertes Hautbild und die Straffung an Armen und Beinen. Wir vergessen einfach heutzutage, dass eine ausgewogene Ernährung wirklich wichtig ist und schaufeln wahllos Essen in uns hinein. Doch der Körper vergisst das nicht und mit jedem Jahr, welches vergeht, macht er sich mehr und mehr bemerkbar und zeigt uns seinen Mangelzustand in Form von Hautveränderungen oder Krankheiten. Und leider reagieren wir Menschen oft erst, wenn es fast schon zu spät dafür ist. Bevor wir wirklich Vorsorge betreiben, lassen wir uns lieber immer mehr Ausreden einfallen. Und verfallen dann aber in einen Schockzustand, wenn der Arzt plötzlich Arthrose, Diabetes, Depressionen, Krebs,... diagnostiziert

Meine Schilddrüsenüberfunktion

Durch die Auseinandersetzung mit dem Thema Stoffwechselkur und Defizite unserer heutigen Ernährung, habe ich auch für und über mich unheimlich viel gelernt. Ich habe immer gedacht, dass ich eine sportliche und gesundheitsbewusste Frau bin. Aber was ich alleine über mein Essverhalten und unsere heutigen Nahrungsmittel gelernt habe, war einfach grandios. Daher setzte ich mich in den darauffolgenden Wochen mit Krankheiten auseinander, die durch falsche oder Mangelernährung ausgelöst werden. Ich selber war seit mehreren Jahren Schilddrüsenpatientin. Durch eine Angina, die mich zweimal hintereinander komplett lahm legte, und die Einnahme von Antibiotika stellte sich das Immunsystem gegen meinen eigenen Körper und löste die Schilddrüsenüberfunktion aus. Zuerst konnte mir keiner der Ärzte erklären, warum ich plötzlich Herzrasen oder Schlafstörungen hatte. Warum ich so schnell Gewicht verlor und meine Augen nach außen traten. Auf meine Fragen bekam ich keine Antworten. Doch als ich irgendwann auf eigene Faust zum Augenarzt ging, nachdem mich etliche Freunde und sogar die Polizei fragte, ob ich Drogen nehmen würde, bekam ich endlich eine passende Aussage.

„Ich muss sie gar nicht weiter untersuchen. Ich kann Ihnen jetzt schon sagen, dass Sie eine Schilddrüsenüberfunktion mit gleichzeitigem Morbus Basedow haben.

Für mich bedeutete die Diagnose in den folgenden Wochen, mehrere Arztbesuche, ständiges Blutabnehmen, Fahrten nach Berlin, Tabletteneinnahmen, Kontrolluntersuchungen,... Eine Tortur, die sich nach optimaler Einstellung der Medikamente halbjährlich wiederholen sollte. Ich war bereits nach den ersten Wochen pappe satt und wollte nicht ein Leben lang auf Medikamente angewiesen sein. Doch sobald ich mal eine Tablette vergaß, merkte ich die Beeinträchtigungen, die diese Krankheit mit sich brachte. Und so war ich lange auf Medikamente angewiesen. Doch seitdem ich meine Ernährung mit den Tabletten für die Haut ergänzte und einige Wochen später zusätzlich das Produkt mit den OPC´s einnahm, ging es mir wirklich gut. Natürlich suchte ich wieder selber nach Antworten und so interessierte mich ein weiteres Buch „Heilen mit Vitalstoffen". Wenn man sich wirklich einmal mit den verschiedenen Krankheiten auseinandersetzt und man die allgemeinen Aussagen der Mediziner für sich selber außen vorlässt, dann kann man Erstaunliches entdecken und dazulernen. Aus schulmedizinischer Sicht wird nämlich eine meist dauerhafte Medikamenteneinnahme bis hin zur OP als einzig mögliche Therapieform einer Schilddrüsenerkrankung ins Auge gefasst. Doch warum hatte ich so tolle Ergebnisse mit den Vital- und Mineralstoffen und keine Probleme mehr mit meinem Kreislauf? Mein Organismus war vor der Erkrankung einfach nur überlastet oder sogar mangelversorgt und war dadurch in seiner Regulationsfähigkeit stark eingeschränkt. Er war so geschwächt, dass er die Entstehung meiner Überfunktion nicht verhindern konnte. Und als ich plötzlich eine gesündere und vitalstoffreichere Ernährung hatte und meinem Körper etwas Gutes zuführte, konnte sich mein gesamter Organismus wieder selbst heilen. Und bis heute brauchte ich keine Schilddrüsentabletten mehr nehmen, meine Werte sind im grünen Bereich und anscheinend lösten sich meine Probleme von ganz alleine in Luft auf.

Weitere Beispiele aus meinem Umfeld

Durch meine komplette Umstellung und das Umdenken zu den wirklich qualitativ hochwertigen und bioverfügbaren Nahrungsergänzungsmitteln wurden auch andere Menschen in meinem Umfeld darauf aufmerksam. Ich sprach viel über meine Erfahrungen und Erfolge mit Freunden, die sich dafür interessierten und merkte, dass die verschiedenen Themen auch schon bei vielen anderen in den Köpfen herumgeisterten. Dadurch kam ich zu dem wohl bekanntesten Buch „Von Mensch zu Mensch" von Gabi Steiner, welches ich innerhalb von einem Tag durchgelesen hatte. Es war einfach herrlich wie viele Gemeinsamkeiten wir hatten und wie ähnlich wir dachten. Auch ich liebte es, mich mit Menschen zu unterhalten und ihnen zu helfen. Ich hatte in den letzten Wochen und Monaten so viel gelesen und so viel erlebt, dass ich Freunde, Familie und Bekannte am liebsten aufrütteln wollte. Sie bekamen ab und zu mal einen Denkanstoß von mir, sodass sie nicht mehr ganz unbelastet alles in sich hineinschaufeln konnten und sich wenigstens ein kleines bisschen über nachhaltige Ernährung und Gesundheit Gedanken machen mussten. Natürlich gab es besonders in der Anfangszeit den ein oder anderen, der mich und meinen neuen Weg nicht ernst nahm. Der mich belächelte und meinte, dass es alles Humbug wäre. Doch je mehr Zeit verging und je mehr Menschen auf meinen Lebenswandel aufmerksam wurden, umso mehr positive Resonanz bekam ich aus meinem Umfeld zurück und umso mehr Menschen erkannten die Vorteile darin. Mir war eine Sache besonders wichtig und das musste erst einmal bei einigen in die Köpfe hinein. Ich wollte nicht etwas von jedem einzelnen und gegen diesen arbeiten, sondern etwas mit jedem einzelnen bewirken und gemeinsam einen neuen Weg gehen. Doch zum Glück habe ich sehr wenig von den Menschen getroffen, die völlig beratungsresistent waren und sofort an Verschwörung und Geldverdienen dachten. Viele waren sehr interessiert und stellten sofort Fragen, andere waren anfangs skeptisch und nach einem Gespräch positiv überrascht. Und daher möchte ich im Laufe dieses Buches von einigen tollen und auch sehr herzlichen Erfahrungen berichten.

Leider Gottes gibt es heutzutage immer noch zu wenig Menschen, die sich mit den Themen Nähr- und Vitalstoffe sowie Nahrungsergänzung oder sogar Zivilisationskrankheiten auseinandersetzen. Unser menschliche Organismus kann diese Nähr- und Vitalstoffe gar nicht oder ausschließlich in unzureichenden Maß selber bilden. Doch genau diese sind lebensnotwendig und müssen daher über unsere Nahrung oder über hochwertige und komplett natürliche Nahrungsergänzungsmittel aufgenommen werden. Doch bei dieser ausgewogenen Ergänzung haben wir es schwieriger als unsere Vorfahren, denn viele Nahrungsmittel weisen gar nicht mehr den Nährstoffanteil auf, den sie noch vor einigen Jahren hatten. Durch lange Exportwege, Massenproduktion, frühes Ernten oder Konservieren wird die Dichte der Nährstoffe stark beeinflusst. Die Qualität der Lebensmittel, die es früher gab, als es oftmals noch „vom Feld auf den Tisch" hieß, gibt es in der Form schon lange nicht mehr. Und auch wir Menschen, als letztes Glied in der natürlichen Nahrungskette, merken irgendwann körperlich, die industrielle Herstellung oder Aufbereitung unserer Nahrungsmittel. Und auch Düngemitteleinsatz und Monokulturen lassen unsere Böden keinen ausgewogenen Mineralienhaushalt mehr vorweisen. Sie sind ausgelaugt und können gar nicht mehr Basis für vitalstoffreiche Nahrungsmittel sein. Und zu guter letzt kommen dann auch noch Faktoren in unserer heutigen, modernen Zivilisation dazu, die besonders in Industrieländern verschiedene Krankheiten unterstützen und ins Unermessliche steigen lassen. Ob Umweltgifte wie Smog oder Arzneimittel, Alkohol, Nikotin, erhöhter Zuckerkonsum, Stress oder

Bewegungsmangel. Wir können uns diesen Faktoren nur teilweise entziehen und steuern unseren eigenen Körper mit diesen Lebensweisen in den schnelleren Zerfall. Wie lange es unsere Organismen mit dieser Basis aushalten, wird sich erst in den nächsten Generationen zeigen. Aber sicher ist, dass es ohne Vorsorge und konsequenter Auseinandersetzung mit diesen Themen nicht gut aussieht. Allein der rasante Anstieg von Krankheiten wie Depressionen, Bluthochdruck, Allergien, Krebs, Arthrose oder Adipositas bereits im Kindesalter sollte uns allmählich aufrütteln. Wie oft hört man von seinen Mitmenschen „Das gab es früher alles nicht. Früher sind doch nicht so viele Menschen an diesen Krankheiten verstorben." Natürlich gab es das alles früher weniger, weil der Körper mit all den wichtigen Stoffen besser versorgt war. Doch warum machen sich so viele Menschen erst Gedanken darüber, wenn es fast schon zu spät ist? Denn eins liegt auf der Hand. Wir geben regelmäßig und in Massen viel zu viel Geld für Unsinn und Unnötiges aus. Ob es das exzessive Feiern ist, bei dem man literweise an Alkohol in sich hinein kippt, um es dann einige Stunden später auf umgekehrte Weise wieder ans Tageslicht zu bringen. Ob es der Shoppingwahn ist, bei dem man wahllos in die Regale greift um sich besser zu fühlen und nach Wochen feststellt, dass die Anzahl der Fehlkäufe im Schrank stetig ansteigt. Oder man sich immer öfter vom Fastfoodangebot unserer modernen Welt in den Bann ziehen lässt, anstatt mit seiner Familie ein Mittag- oder Abendessen zu zelebrieren. Uns allen sind die Angebote und Versuchungen unserer heutigen Zivilisation bewusst, doch bei der nächsten Situation sollten wir einfach mal in uns gehen. Gebe ich jetzt gerade Geld für etwas Sinnvolles aus? Wie lange habe ich Spaß an dieser Sache? Könnte ich dieses Geld sinnvoller investieren? Ich sage nicht, dass man keinen Spaß mehr haben soll und zwischendurch muss man sich auch selber belohnen und das Leben genießen. Ob mit einer tollen Party, mit einer neuen Tasche, mit Urlaub oder einem Kaffee in der Sonne. Doch ein kleiner Teil des Geldes sollte man bewusst in die eigene Vorsorge stecken. Denn wir haben nur das eine Leben, nur diesen einen Körper und wir selber können entscheiden, was wir ihm geben um lange gesund und fit zu bleiben.

Da ich persönlich, nach meinen tollen Erfahrungen mit der Haut, sehr interessiert war und viel mehr über Alternativen erfahren wollte, beschäftigte ich mich wochenlang mit Büchern, Artikeln und verschiedenen Produkten. Aber auch mit Krankheiten, Aussagen von Medizinern und Behandlungsmethoden. Und darum freute ich mich ganz besonders auf eine geplante Infoveranstaltung von einem Pärchen, die sich seit Jahren mit gesunden Themen beschäftigten. Wir fuhren bereits in den frühen Morgenstunden zu fünft mit dem Auto los, um einen guten Platz zu ergattern. Denn aus der letzten Email ging hervor, dass bereits alle Plätze reserviert und über 200 Menschen angemeldet waren. Die Autofahrt war toll, wir lachten viel und waren sehr gespannt wie der Tag verlaufen wird. Zwei Freunde machten gerade selber die Stoffwechselkur und so hatten wir kleine Boulettchen, gekochte Eier und viel Obst und Gemüse, dazu schwarzen Kaffee und stilles Wasser eingepackt. Wir waren bestens vorbereitet und kamen überpünktlich und voller Vorfreude am Veranstaltungsort an. Der Parkplatz vor dem Gebäude platzte bereits aus allen Nähten. Es war einfach absoluter Wahnsinn, welche Resonanz und welches Bewusstsein nur einige hundert Kilometer von unserem Heimatort entfernt herrschte. Über eine große Treppe kamen wir in den großen Saal, der bereits mit

Stuhlreihen bestückt war. Es gab Kaffee und Wasser zum Trinken und für diejenigen, die Interesse hatten, wurden Bücher und Broschüren zum Kauf angeboten. Pünktlich um 11 Uhr stellten sich unsere Referenten vor die wartenden Gäste und begrüßten uns sehr herzlich, gaben uns einen kurzen Tagesüberblick und starteten mit ihrer persönlichen Vorstellung. Sie selbst beschäftigten sich seit Jahren mit diesen Themen und leiteten regelmäßig Infoveranstaltungen. Schon alleine ihre Lebensläufe erinnerten mich stark an meinen eigenen. Er hatte einen ganz normalen Beruf erlernt, hatte eine feste Anstellung und hätte sich um nichts mehr Gedanken machen müssen. Ähnlich wie bei mir. Auch ich mit einer unbefristeten Stelle, hatte für die meisten Menschen einen todsicheren Job und eine gute Position. Aber was in einem selber vorgeht und welche Gedanken einem selber durch den Kopf schießen, kann kein anderer nachvollziehen. Und so wie ich mein Leben umgestaltet hatte, machten es die beiden auch. Beide kündigten ihre sicheren Jobs und machten sich in der Fitnessbranche selbständig. Es folgten viele verschiedene Konzepte in den Jahren, die fast alle auf Gesundheit und Gewichtsabnahme ausgelegt waren, doch erst als beide auf die hochwertigen Nahrungsergänzungsprodukte und später auf die homöopathisch unterstützte Stoffwechselkur aufmerksam wurden, wussten sie, dass sie vielen Menschen noch besser helfen konnten. Doch noch vor einigen Jahren war das Thema Ergänzung oder Vorsorge gar nicht so einfach. Viele Menschen machten sich gar keine Gedanken darüber, welche Auswirkungen unsere moderne und fortschrittliche Gesellschaft auf unsere Nahrungsmittel hatte. Dass unseren Lebensmitteln irgendwann die Vital- und Mineralstoffe fehlen, um uns ausgewogen und ausreichend zu versorgen. Doch heutzutage sehen die Überlegungen schon anders aus und von Jahr zu Jahr steigt die Begeisterung bei den Menschen zu diesen Themen immer mehr. Wir alle wollen so lange wie nur möglich jung und gesund bleiben, wollen unsere kurze Zeit mit unseren Liebsten genießen und vor allem etwas aus unserem Leben machen. Ewige Schönheit, AntiAging, Vitalität, Fitness und Gesundheit nehmen in unserer heutigen Zeit einen immer größer werdenden Stellenwert ein und in den nächsten Jahren und Jahrzehnten wird dieser Trend weiter steigen. Und das hat nichts mit einem Schönheitsideal zu tun, sondern einfach mit einer bewussteren Einstellung zum Leben und zu unserem Körper.

Was ich besonders faszinierend an diesem Treffen fand, war, dass unsere Referenten es von Anfang schaffte, die vielen Menschen mit einzubeziehen und ihnen ein gutes Gefühl zu geben. Da gab es kein Eis, welches erst einmal gebrochen werden musste. Alle hatten durchweg so eine positive Einstellung zu diesen Themen, dass es einem selbst auf den Stühlen ein tolles Gefühl gab, dabei zu sein. Nach ihren persönlichen Vorstellungen und einigen Erfahrungen der letzten Jahre kamen dann beide abwechselnd auf die Kur zu sprechen. Ich zückte Zettel und Stift und hörte aufmerksam zu. Ich wollte so viele Informationen wie nur möglich aufschreiben, um meinen Freunden und Bekannten alles ganz genau erklären zu können. Und so füllte sich Blatt für Blatt fast von alleine.

Die homöopathisch unterstützte Stoffwechselkur

Egal welche Diät man sich herauspickt und es gibt ja wirklich hunderte davon, sind fast alle darauf ausgerichtet, dass man über einen bestimmten Zeitraum kalorienreduziert isst. Diese Umstellung hat natürlich eine Gewichtsabnahme zur Folge, doch was verliert man in dieser Zeit? Zuerst bindet der Körper durch die reduzierte Ernährungsweise weniger Wasser im Körper, da gleichzeitig die Aufnahme von Natrium minimiert wird. Denn dieses bindet bei normaler Ernährung etwa 100ml Wasser auf 1g. Wer also regelmäßig Fertiggerichte oder Fastfood isst, nimmt generell zu viel Salz auf. Und das führt in der Folge zu Durstattacken und zu vermehrtem Trinken und dadurch fast automatisch zur Gewichtszunahme. Wenn man dann auch noch gerne gesüßte Getränke zu sich nimmt, potenziert sich die Zunahme von ganz alleine. Wir merken uns also, bei weniger Essen, wird weniger Wasser im Körper gebunden. Als zweites baut der Körper seine Muskulatur ab bevor er an die Fettspeicher geht. Das ist ein völlig normaler Prozess, da die Muskulatur stoffwechselaktiv und für das eigene Überleben nicht wichtig ist. Der Körper denkt also, dass er sich in einer Notzeit befindet und greift auf vorhandene Glykogenspeicher in der Muskulatur zurück. Glykogen ist ein aus Traubenzucker bestehendes Kohlenhydrat und bringt dem Körper Energie um den Energiehaushalt schneller auszugleichen. Doch für die Fettverbrennung wird jede einzelne, kleine Muskelzelle benötigt, denn sie sind die Verbrennungsöfen in unserem Körper. Je mehr wir von ihnen durch eine normale Diät verlieren, umso geringer ist der Energie-Grundumsatz und somit auch die Fettverbrennung. Als zweites merken wir uns daher, dass wir automatisch bei einer Diät Gewicht verlieren, aber kaum an den gewünschten Stellen, sondern weil weniger Wasser gespeichert und unsere Muskulatur abgebaut wird. Und erst wenn alle Glykogenspeicher leer sind, greift der Körper auf unsere Fettreserven zurück, von denen sich drei unterschiedliche Formen in unseren Körpern befinden. Das Struktur- das Normal- und das Depotfett. Struktur- und Normalfette befinden sich unter anderem in unseren Gesichtern, im Busen oder an den Schultern und bilden u.a. die natürliche Wärmedecke eines Menschen. Diese Fette schützen also überwiegend unsere Gelenke und Organe und sind für uns unverzichtbar. Bei Diäthaltenden kann man oft beobachten, dass viele im Gesicht eingefallen sind, ausgelaugt und krank aussehen, der Busen verschwindet und sie die ganze Zeit über frieren. Ihnen fehlt es nicht nur an wichtigen Vital- und Mineralstoffen aus der Ernährung, sondern sie verlieren auch nach und nach die guten Struktur- und Normalfette. Doch der eigentliche Grund warum ein Mensch eine Diät anfängt, um die Problemzonen wie die tote Katze am Bauch, die Reiterhosen an den Beinen oder die Chipsmuskeln an der Taille loszuwerden, bleiben weiterhin bestehen und werden erst zur Energieumwandlung genutzt, wenn der Körper kurz vor dem Umfallen stehen würde. Außerdem schaltet er bei geringer Kalorienzufuhr in einen Überlebensmodus und fährt sämtliche Körperfunktionen herunter, somit auch den Stoffwechsel. Er gleicht im Laufe einer Diät den Energiehaushalt aus und verbraucht am Tag nur noch so viel wie er durch die Nahrung bekommt. Und genau dieser Ablauf ist völlig normal, denn unsere Körper sind viel zu schlau für all diese dummen Diäten. Und daher brechen auch viele nach wenigen Tagen oder Wochen frustriert ab, da sie nicht die gewünschten Ergebnisse erzielen (und auch gar nicht können). Doch leider ist es damit nicht getan, denn der Sparflammenmodus bleibt auch nach Ende der Diät weiterhin bestehen und der typische Jo-Jo-Effekt setzt ein. Und so verbraucht der Körper nicht nur einen geringeren Umsatz, sondern lagert auch überschüssiges Fett und verloren gegangenes Wasser wieder ein. Gerne auch doppelt und dreifach als Vorsorge für die nächste

„Notsituation". Doch warum fühlen sich viele in einer Diät so unwohl und schleppen sich genervt durch so eine Hungerkur? Das liegt an der Kalorienreduzierung und der teils einseitigen Ernährung. Denn in der Diätphase werden wichtige Vital- und Mineralstoffspeicher aufgebraucht und der Körper bekommt keine oder nur wenige neue von ihnen zugeführt. Das birgt ein Gesundheitsrisiko und führt unter anderem zu Mangelerscheinungen wie Kopfschmerzen, Zittern, Frieren, Müdigkeit und Konzentrationsschwierigkeiten oder nach und nach zu verschiedenen Krankheiten.

Dann fragten beide natürlich in die Runde, wer schon einmal eine ganz normale Diät gemacht hat und welche persönlichen Erfolge eingetreten sind. Ein Raunen ging durch die Reihen, Kopfnicken und Gelächter sagten mehr als tausend Worte. Viele waren über ihre Diätversuche frustriert oder hatten den elenden Jo-Jo-Effekt satt. Doch unter uns waren auch viele, die stolz von ihren Erfolgen durch die Stoffwechselkur berichteten und überglücklich waren. Und so wurde der Fokus wieder nach vorne gerichtet und wir konnten Bilder, von Freunden und Bekannten und von Menschen, die mit im Publikum saßen und freudestrahlend in die Runde grinsten, auf einer großen Leinwand sehen. Und sie konnten wirklich stolz auf sich sein, denn die Vorher-Nachher-Bilder zeigten ihre Erfolge in der kurzen Zeit. Und alles ohne Abbau von Muskulatur oder Strukturfetten, ohne Mangelerscheinungen und vor allem ohne den gehassten Jo-Jo-Effekt. Die Stimmung im Saal war phänomenal, denn jeder von uns wusste durch die Erklärungen und die glücklichen Gesichter der Anwesenden, dass diese Kur wirklich funktionierte. Sie revolutionierte alles was es bisher auf dem Markt gab und war endlich für Normalsterbliche, wie wir es waren, bezahlbar. Denn widererwartend gab es diese, für mich neue Methode der Gewichtsreduktion und Vorsorge, im Ansatz bereits seit über 50 Jahren und wurde durch einen Arzt namens Dr. Simeons entdeckt und über Jahre perfektioniert. Doch bisher war sie nur denjenigen zugänglich, die tausende von Dollar in Spezialkliniken dafür hinlegten und sich von Ärzten betreuen ließen - den Stars und Sternchen über verschiedene Generationen. Denn einen gravierenden Unterschied zur homöopathisch unterstützten Stoffwechselkur, so wie wir sie nun seit Monaten leben, gab es - Doktor Simeons arbeitete mit einem reinen Hormon und davor warne ich bis heute all meine Interessenten und Partner. Denn wir alle wissen, wie gefährlich so eine reine Hormontherapie sein kann und welch weitreichende, gesundheitliche Folgen diese mit sich bringen könnte. Und so konnten unsere Referenten, mit ihren genauen und ausführlichen Erklärungen, schnell wieder die aufgeregten Gemüter beruhigen und darauf hinweisen, dass nur der Ansatz von Dr. Simeons in der modernen und gesunden Stoffwechselkur übernommen wurde. Denn dieser wollte sich nicht mit der damals weitverbreiteten Meinung zufrieden geben, dass übergewichtige Menschen nur dick sind, weil sie zu viel essen und sich nicht bewegen. Und daher untersuchte er über Jahre den Zusammenhang zwischen Gewichtszunahme und den menschlichen Organen, ganz besonders dem Gehirn. Und so stieß er nach etlichen Forschungen auf den Hypothalamus, eine Region in unserem

Zwischenhirn, welche unser vegetatives Nervensystem und somit Herzschlag, Atmung, Blutdruck und Verdauung, aber auch unseren Stoffwechsel steuert. Kommt es in diesem Abschnitt zu einem Defekt, wirkt sich das auf all unsere Funktionen aus und kann Krankheiten begünstigen. Doch lange Zeit wusste er nicht, wie man diese Region ansteuern und reparieren könnte. Den Durchbruch seiner Arbeit schaffte er erst Jahre später, als er schwangere Frauen auf den Feldern in Indien beobachtete. Sie brachten trotz schlechter Bedingungen wie Nahrungsmangel, Hitze oder langer und harter Feldarbeit, völlig gesunde Kinder zur Welt und waren erstaunlicher Weise einige Wochen später schon wieder völlig erschlankt. Und so führte er erste Versuche mit dem Schwangerschaftshormon hCG an adipösen Kindern durch, die ihre Kalorien reduzierten und täglich unter Aufsicht eine kleine Dosis gespritzt bekamen. Schon einige Tage später konnte er beobachten, dass diese Kinder keine Heißhungerattacken mehr hatten und genau an den Problemzonen ihr krankhaftes, adipöses Fett verloren. Sie konnten über einen längeren Zeitraum genesen und haben fast überwiegend Normalgewicht erreicht. Und genau diesen Ansatz hat man in der homöopathisch unterstützten Kur aufgegriffen und sie mit hochwertigen Vital- und Mineralstoffen, die man in der Kurphase benötigt, ergänzt. Und so kamen wir auf genau diese Vital- und Mineralstoffe zu sprechen, die auch nach der Stoffwechselkur eine echte Bereicherung für den Körper darstellten. Ein Produkt aus dem Paket nahm ich seit Monaten selber und wusste genau, wie gut es mir tat und wie toll es sich auf mein Hautbild ausgewirkt hatte. Hauptbestandteil ist das OPC, oligomere Proanthocyanidine, aus Weintraubensamen und Pinienrinde und wirkt als Antioxidant stärker als Vitamin C auf unseren Körper. Antioxidantien schützen unseren Körper vor Zigarettenrauch, Alkohol, Luftverschmutzung, Medikamenten oder Drogen. Aber auch vor Strahlungen, Chemikalien und ungesunde Lebensführung und somit vor Oxidation durch freie Radikale. Denn all diese Faktoren lassen die Anzahl dieser sauerstoffhaltigen Moleküle in unserem Körper ins Unermessliche steigen. Freien Radikalen fehlt in ihrem chemischen Aufbau ein Elektron und sie sind daher sehr instabil. Um sich wieder zu vervollständigen, sind sie ständig auf der Suche nach einem Opfer, dem sie dieses Elektron entreißen können, wie zum Beispiel unseren intakten Zellen. Diesen Ablauf nennt man Oxidation und führt bis zur Funktionsunfähigkeit eines kompletten Organs. Je mehr Zellen durch freie Radikale geschädigt werden, umso schneller altern wir und umso größer werden die Krankheitsbeschwerden. Es kann sogar bis zur kompletten Entartung und somit zu verschiedenen Krebsarten kommen. Unterstützen wir nun unseren Körper mit Antioxidantien wie OPC durch eine Nahrungsergänzung, schützen wir uns vor oxidativem Stress. Sie „opfern" sich den freien Radikalen, geben das fehlende Elektron ab und neutralisieren diese, bevor sie Schäden anrichten können. Unsere Zellen bleiben verschont und wir länger gesund. Das habe ich persönlich nicht nur an meinem verbesserten Hautbild, sondern auch an meiner gesamten Verfassung gemerkt. Denn nicht nur die offenen Stellen sind innerhalb kürzester Zeit verheilt, auch mein Herzrasen und das Zittern von der Schilddrüsenüberfunktion waren verschwunden. Und das bekam ich durch Freunde, Arbeitskollegen und Familie wiedergespiegelt. Ständig kam jemand auf mich zu und sagte mir, wie gut ich nach all der stressigen Zeit aussah.

Danach sahen wir wieder Fotos auf der großen Leinwand, auf denen Menschen zu sehen waren, die ihren Körper mit genau diesem Produkt unterstützt hatten. Und meine Erfahrungen spiegelten sich in diesen wieder. Doch ein Foto ließ uns allen den Atem rauben. Wir sahen eine Frau auf drei verschiedenen Bildern in einem Zeitraum von 7 Monaten. Zuerst hatte sie die Stoffwechselkur gemacht und innerhalb von 3 Wochen sichtbar Gewicht verloren. Anschließend versorgte sie ihren Körper über 6 Monate mit OPC und es war der absolute Wahnsinn. Ihre starke Cellulitis auf dem ersten Bild war auf dem dritten fast komplett verschwunden und jede Frau kann sich vorstellen, welches Glücksgefühl das in einem selbst auslösen würde. Und das alles ohne Operation und hohe Kosten, nur mit qualitativ hochwertigen Ergänzungen und Geduld.

Danach guckten wir uns auch die anderen Ergänzungen ganz genau an. Dazu gehörte ein Mix aus Vitaminen und Kräuterextrakten, Zink, Selen, Magnesium, Benthonit und vielen anderen mehr und auch Omega3-Fettsäuren durften nicht fehlen, die essentiell für unseren Organismus sind. Es war einfach toll, so viel darüber zu erfahren und sich mit allem ganz genau auseinander zu setzen. Und auch die anwesenden Personen, die diese Kur bereits gemacht hatten, gaben den beiden und ihren Erläuterungen immer wieder Recht und nickten bejahend mit dem Kopf. Vital- und Mineralstoffe waren und sind bis heute in der Kur unerlässlich. Es gab einige unter uns, die immer wieder experimentiert hatten. Ohne homöopathische Unterstützung, dann wieder mit den Globulis, ohne oder zum Test mit anderen Vitalstoffpaketen, doch alle waren sich durchweg einig. Sie haben nie die Erfolge erzielt, wie die Menschen, die von Anfang an nach dem Beispiel beziehungsweise Ablauf agierten. Nur so erreichte man die optimalen Ergebnisse und hatte keine Mangelerscheinungen.

Es folgte eine kurze Pause und ich konnte es mir nicht nehmen lassen, einige Personen, die ich bereits den Vortrag über beobachtet hatte, persönlich anzusprechen. Darunter war ein Fitnessstudioleiter, der selber die Kur gemacht hatte und diese erfolgreich in sein Unternehmen implementierte. Stolz zeigte er mir seine eigene Internetseite, Vorher-Nachher-Fotos von Fitnesskunden und Mitarbeitern und erzählte mir seine ganz persönliche Geschichte. Er war selber über 60 Jahre alt, aber sah besser aus als manch junger Mensch. Sofort bot er mir seine Unterstützung an und wir tauschten unsere Kontaktdaten aus. Danach wollte ich mir noch schnell einen Kaffee vor Pausenende holen und traf einen anderen älteren Mann aus Bayern. Dieser fragte mich während des Wartens, ob ich auch bereits die Kur gemacht hätte. Ich musste lachen und erzählte ihm, dass ich selber nur Probleme mit der Haut hatte und durch meine Kosmetikerin zu der homöopathisch unterstützten Stoffwechselkur kam und mir noch mehr Informationen besorgen wollte. Aber trotzdem war der Austausch mit den vielen, so herzlichen Menschen einfach unbeschreiblich schön und ich konnte viel über die Kur, die Erfolge, Unterstützungen und Geschäftsmöglichkeiten, die viele Unternehmer in diesem Saal gemacht haben, erfahren.

Im zweiten Teil nach der Pause wurden uns die Geschäftsmöglichkeiten und andere Produkte noch genauer erklärt und so bekamen wir alle einen noch tieferen Einblick in die Vielfältigkeit dieses Unternehmens. Immer mehr konnte ich mich damit identifizieren und sah plötzlich normale Dinge in meinem Alltag mit anderen Augen. Sich mit diesen Themen auseinander zu setzen, machte unheimlich viel Spaß und man wusste, dass man diese Neugier und dieses Interesse mit genau den richtigen Menschen teilen könnte. Völlig erschöpft und mit viel neuem Wissen fuhren wir die über 300 Kilometer zurück nach Hause und mussten diesen Tag erst einmal sacken lassen.

Eine ganze Zeit lang waren wir eine kleine Truppe, die sich regelmäßig zum Erfahrungsaustausch traf. Wir erzählten uns gegenseitig von den Erlebten der letzten Tage und sprachen über unsere eigenen Ergebnisse. Immer wieder waren meine Freunde davon fasziniert, wie grandios und vor allem schnell sich meine Haut verbessert hatte und dass ich endlich wieder strahlen konnte und glücklich war. Zwei von ihnen hatten ihre Stoffwechselkur auch endlich geschafft, hatten dabei zusammen über 15 Kilo abgenommen und zeigten uns stolz ihre selbstgemachten Bilder. Und die anderen hatten in ihrem Bekanntenkreis bereits Menschen gefunden, die sich für verschiedene Themen interessierten und alle stellten ihre offenen Fragen in die Runde. Es war einfach toll, wenn wir uns gegenseitig helfen und austauschen konnten oder wir ab und zu Besuch von Freunden bekamen. Natürlich gab es auch nicht so tolle Erfahrungen, die wir in unserem Freundes- und Bekanntenkreis machten, doch diese stärkten uns eher und ließen uns nicht vom neuen Weg abbringen. Besonders in den ersten Wochen waren bei mir einige Menschen dabei, die meinen neuen Weg komplett belächelten oder Berichte negativ kommentierten. Doch genau diese spornten mich immer weiter an. Ich wollte ihnen zeigen, dass es nicht einfach nur eine spontane Idee von mir war, sondern dass mir die Arbeit mit

Menschen wirklich Spaß machte und ich all meine Energie da hineinstecken werde. Wichtig für mich war es aber auch in den ersten Wochen, vielen Menschen die Augen zu öffnen. Dass es für jeden einzelnen sinnvoll ist, seine Gesundheit nicht leichtfertig aufs Spiel zu setzen. Wir haben nur diesen einen Körper und dieses eine Leben und denken oft viel zu spät über Veränderungen nach. Und da wir in unserer kleinen Runde viel besprochen haben, fiel mir mein persönlich traurigstes Beispiel dazu ein.

Eine schwierige Interessentin

Ich war zu Besuch bei meiner Mama und wir sprachen gerade über das letztes Treffen mit meiner Kosmetikerin als das Telefon klingelte und eine Bekannte dran war. Sie kannten sich seit Jahren und unterstützten sich wo sie konnten. „Warte mal kurz. Sie ist gerade hier.", hörte ich meine Mama ins Telefon sprechen. „Erzähl ihr mal etwas über die tolle Kur. Du kannst das besser als ich.", kam meine Mama ganz aufgeregt in die Wohnstube gelaufen und hielt mir den Hörer vor die Nase. Ich wusste bereits, dass sie sich schon einmal ganz oberflächlich darüber unterhalten hatten und begrüßte sie am Telefon. Zuerst schilderte sie mir ihren momentanen Zustand und die Probleme, die dieser mit sich brachte. Seit Jahren hatte sie starke Probleme mit ihrem Gewicht, hatte jetzt vom Arzt Sport verordnet bekommen und sollte sich konsequent an einen Essensplan halten. Zusätzlich erkrankte sie an Diabetes Typ 2 und musste sich selber Insulin spritzen. Um ihren Gesundheitszustand zu verbessern und ihre Gelenke zu entlasten, musste daher schnellstmöglich etwas passieren. Und um ihr zu zeigen, warum so viele Menschen in unserer heutigen Zeit an Diabetes erkranken und was das für Folgen mit sich bringt, erklärte ich ihr kurz am Telefon den Verlauf und die Unterschiede dazu.

Diabetes hat sich in den letzten Jahren zu einer Massenerkrankung entwickelt, die man nicht auf die leichte Schulter nehmen sollte. Während ein geringer Prozentsatz an Typ 1 erkrankt ist, zählen über 95% der Patienten zum Typ 2 und somit zu einer Erkrankung, die durch Übergewicht, Bewegungsmangel und kohlenhydratreiche Ernährung ausgelöst wird. Für Patienten mit Typ 1 bedeutet die Krankheit ein lebenslanger Schicksalsschlag, denn die Bauchspeicheldrüse arbeitet meist schon im Kindesalter nicht mehr ordnungsgemäß, so dass die Beta-Zellen kaum oder gar kein Insulin mehr produzieren. Diese Patienten sind ihr Leben lang auf Insulin und Spritzen angewiesen. Doch Typ 2 Patienten können wieder vollständig genesen, denn diese Krankheit entwickelt sich über mehrere Jahre und ist die Folge aus einer ungesunden Lebensweise. Die Bauchspeicheldrüse arbeitet hier ohne Einschränkungen und produziert Insulin. Doch die Zellen im Körper können dieses nicht mehr erkennen, sie sind nach all den Jahren resistent dagegen. Wenn sich nun der Patient nicht in seiner Ernährung und Lebensweise umstellt, dann verbleibt der Zucker dauerhaft im Blut und die Zellen werden nicht mit Glucose versorgt. Durch die Signale aus den Zellen, dass diese fehlt, wird in der Bauchspeicheldrüse immer mehr Insulin produziert. Daher leidet ein Typ 2 Patient am Anfang nicht unter Insulinmangel, sondern nur an fehlende Glucose in den Zellen. Erst wenn die Bauchspeicheldrüse über Jahre hinweg große Mengen an Insulin produziert hat, kann sie ermüden oder sogar ganz ausfallen. Dann kann es auf kurz oder lang zu Veränderung der Blutgefäße und zu unterschiedlichen Krankheiten wie Augen- und Nervenproblemen, Durchblutungsstörungen, Nierenversagen, Schlaganfall oder Herzinfarkt kommen. Doch soweit muss es für diese Patienten nicht kommen, denn eine Veränderung in der Ernährungs- und Lebensweise bewirkt oft große Wunder.

Und so war es auch bei ihr. Sie musste endlich aufwachen und etwas verändern, um wieder mehr Lebensqualität zu bekommen und den genannten Krankheiten vorzubeugen. Durch die homöopathisch unterstützte Kur verliert sie nicht nur an Gewicht, sondern bekommt von Grund auf ein ganz anderes Gefühl zu den Lebensmitteln. Außerdem wird der Körper entlastet und bekommt die Möglichkeit sich selbst zu heilen. Die Zellen können wieder Glucose aufnehmen und der Blutzuckerspiegel sinkt. Viele Menschen haben durch die Kur ihre Diabetes vollständig in den Griff bekommen und ihre Ärzte mit sinkenden Werten überrascht. Am Telefon machte sie einen sehr fröhlichen Eindruck. Ganz interessiert hörte sie mir zu und stellte neugierig Fragen, wenn sie etwas nicht verstanden hatte. Es gab keine andere Möglichkeit für sie aus diesem Teufelskreis herauszukommen und daher wollte sie einige Tage später noch einmal persönlich mit mir sprechen. Meine Mama war genauso glücklich. Seit Jahren gingen sie gemeinsam durch Höhen und Tiefen und endlich konnte sie ihr ein Stück Lebensfreude zurückgeben und sie dabei unterstützen. Ich habe mich über das tolle Telefonat sehr gefreut und wartete auf einen genauen Termin in den nächsten Tagen. Doch soweit sollte es gar nicht kommen, denn bereits am nächsten Morgen hatte ich eine Nachricht auf meinem Profil in einem sozialen Netzwerk. Und was ich da gelesen hatte und zu hören bekam, ließ mir die Sprache verschlagen. Es war ein Familienmitglied, welches mir schrieb und mich darum bat, die Freundin meiner Mama mit so einem Mist in Ruhe zu lassen. Ich sollte aufhören sie zu belästigen, obwohl ich es gar nicht war, die die Initiative ergriff. Anscheinend wusste die Peron nicht, dass die Freundin meiner Mama sich bei mir über die Kur informiert hatte. Mein Gesichtsausdruck sprach in diesem Moment Bände. Ich war völlig geschockt und konnte nicht verstehen, warum man so derart negativ reagierte, obwohl man nichts über meine Arbeit und rein gar nichts über die Kur wusste. Ich wollte der Freundin doch nichts Böses, ganz im Gegenteil. Ich wollte ihr helfen, gesund und nachhaltig von ihrem Gewicht herunterzukommen und ihre Krankheiten zu minimieren. Doch selbst als ich mich per Nachricht erklärt habe, wollte man nichts davon hören. Und anstatt mir die Chance zu geben, alles in Ruhe erklären zu können und eine gesunde und medikamentenfreie Alternative ins Auge zu fassen, urteilte man lieber im Voraus über eine Sache, die man nicht kannte. Das wäre genauso, wenn ich einem Automechaniker etwas am Motor erklären würde oder mit einer Schwangeren über die Schmerzen einer Geburt philosophieren würde. Davon hatte ich genauso wenig Ahnung wie diese Person von der Kur und dennoch war man der Meinung, es besser zu wissen. Ich fand es sehr schade und war wirklich traurig darüber, weil auch wir uns jahrelang kannten und sogar befreundet waren. Doch ich musste es akzeptieren, dass man mir nicht die leiseste Chance auf Erklärung gab. Und ich hatte auch auf meinem Weg gelernt, dass ich mich nicht mehr mit negativen Dingen weiter beschäftigen wollte. Zu viel Energie würde ich bei Menschen in Erklärungen stecken, die noch nicht so weit oder gar nicht offen für neue Wege sind. Und dafür war mir meine wenige Zeit zu schade. Kommunikation und Respekt ist das A und O meiner Arbeit und es macht wahnsinnigen Spaß, Menschen zu helfen und ihnen einen neuen Weg zu zeigen. Doch das war hier nicht mehr gegeben und so ließ ich die Sache auf sich beruhen. Ich wusste für mich selber, dass ich auf dem richtigen Weg war und ließ mich nicht weiter beirren. Es ist völlig normal, dass es immer wieder Menschen gibt, die gegen eine Sache sprechen, doch zum Glück gibt es mehr, die offen und neugierig waren und viele Fragen stellten. Und so konnte ich in vielen Gesprächen Freunde und Bekannte qualitativ hochwertige Nahrungsergänzungsmittel nahe bringen, mit denen sie ihre persönlichen Probleme und Krankheiten den Kampf ansagen konnten.

Meine Schwiegereltern

Ein schönes Erlebnis hatte ich auch mit meinen Schwiegereltern. Als ich mich gerade in der Anfangsphase meines Selbstversuchs befand und die Tabletten für die Haut nahm, erzählte ich meinen Schwiegereltern nach ihrem Urlaub von meinen tollen Erfahrungen. Skeptisch blickten mich beide über ihre Kaffeetasse an und ich konnte ganz genau ihre Gedanken lesen. Was hat sie denn nun schon wieder für tolles Zeug ausprobiert? Ich erzählte ihnen von dem Produkt und von meiner Kosmetikerin, die mich mit großen Augen angeguckt hatte, als sie mich zum ersten Mal wiedersah. Und so kamen wir nach und nach auf das Thema Stoffwechselkur zu sprechen und spätestens da, haben sie mich für völlig verrückt erklärt. Auch wenn sie mir aufmerksam zuhörten, wusste ich, dass sie mir und der Wunderkur nur wenig Glauben schenken konnten. Und daher schlug ich ihnen vor, mehr davon zu erzählen, wenn meine Freundin mit der Kur durch wäre. Bereits in der Zwischenzeit fragte mich meine Schwiegermutter immer mal wieder nach den Erfahrungen und einigen Details zur Kur, doch da sie selber seit Jahren versuchte einige Kilos zu verlieren und nichts helfen wollte, war sie hin und her gerissen. Ich gab ihr Unterlagen zum Lesen und schickte ihr Links zu den verschiedensten Seiten und zwei Wochen später rief sie mich an und fragte, ob ich mal vorbei kommen würde. Zuerst kam ich nicht gleich darauf, dass sie ihre Meinung zur Kur geändert hatte, doch als in der Küche saß und sie mir ihr Handy in die Hand drückte, wusste ich Bescheid. „Kannst du uns bitte dieses Paket zweimal bestellen? Wir probieren das jetzt einfach mal aus. Wenn es gar nichts für uns ist, können wir das ja wieder bequem zurückschicken. Aber ich brauche einen genauen Plan, wann ich was essen darf und wie das mit der Einnahme von den Globulis abläuft."

Ich grinste sie an und erklärte ihr noch einmal den ersten Ablauf mit der Anmeldung. Das Paket habe ich direkt zu ihr nach Hause schicken lassen, das Geld wurde sicher durch Kreditkarte überwiesen und um das homöopathische Mittel kümmerte ich mich selber. Denn mittlerweile hatte ich in unserer kleinen Stadt eine Apotheke gefunden, die die Globulis auf Lager hatten.

Ich konnte es kaum glauben, dass sie mir wirklich die Chance gaben, ihnen einen neuen Weg aufzuzeigen und freute mich riesig über ihre Entscheidung. Einige Tage später wurde das komplette Paket geliefert und ich druckte ihnen mein selbst erstelltes Begleitheft aus. Darin wurde jede einzelne Phase noch einmal genauestens erklärt, Rezeptvorschläge waren enthalten und alle Vital- sowie Mineralstoffe in ihrer Wirkung noch einmal aufgeführt. Und so waren sie bestens für die kommenden Tage vorbereitet, die aus Lade-, Kur- und Stabilisierungstagen bestanden und wollten am besten sofort anfangen.

Die ersten Tage hörte ich überhaupt nichts von ihnen. Erst als ich per SMS nach ihrem Befinden fragte, bekam ich eine erste Reaktion auf die Kur. Beiden ging es sehr gut, sie hatten keine Mangelerscheinungen und auch keinen Hunger. Und selbst mein Schwiegervater, der in der Woche auf Montage war, konnte sich gut mit dem neuen Ernährungsplan anfreunden. Da war ich wirklich erleichtert, denn wie gerne wollte ich den beiden ein ganz neues Körpergefühl schenken.

Es vergingen noch einige weitere Tage und ich wollte mal wieder von den beiden wissen, ob sie meine Hilfe benötigten oder alles in Ordnung sei. Die Antwort meiner Schwiegermutter kam ein paar Minuten später und ließ mich schmunzeln.

Es ist alles bestens. Ich komme sehr gut mit der Umstellung klar. Merke auch, dass etwas mit mir passiert und bin wirklich positiv überrascht. Am Wochenende müssen wir allerdings zu meinem Vater und ich weiß noch nicht so richtig, was ich im Restaurant bestellen soll. Mein Männe lässt mich hängen und zieht nicht mit.

Das konnte ich mir irgendwie von Anfang an denken. Meinen Schwiegervater hatte ich schon während den ersten Kurtagen mit einem Bier und einem Früchteeisbecher im Cafe in unserer Stadt erwischt und wusste, dass er die drei Wochen nicht durchhalten wird. Daher schrieb ich ihr folgenden Text.

Es freut mich, dass es dir gut geht und du die ersten Erfolge hast. Ich bin wirklich stolz auf dich. Naja und bei ihm konnte ich mir das schon denken. Doch er hätte endlich wieder die Möglichkeit seine überschüssigen Pfunde abzubauen, einen Waschbrettbauch zu bekommen und für seine Gesundheit vorzubeugen. Aber wer nicht will, der hat schon ☺

Die Antwort, die ich aber jetzt von ihr bekam, war einfach genial und zauberte mir ein breites Grinsen auf das Gesicht.

Nein Joline, da haben wir uns falsch verstanden. Marcel lässt mich bei der Fahrt zu meinem Vater hängen, weil er lieber zu Hause bleibt und sich sein kalorienreduziertes Essen selber kocht. Er hat Angst, dass er im Restaurant nichts Passendes findet. Und um sich den Ärger zu ersparen, lässt er mich alleine fahren.

Was habe ich gelacht. Dass er die Stoffwechselkur so ernst nimmt, hätte ich nie im Leben gedacht. Doch wie sie mir einige Nachrichten später mitteilte, war es einfach der große Erfolg, der beide immer weiter anspornte. Er hatte mittlerweile 6 und sie 4 Kilo verloren und das sahen nicht nur die beiden, sondern auch Freunde und Kollegen in ihrem Umfeld. Für mich war es einfach ein tolles und fast unbeschreibliches Gefühl. Denn so skeptisch wie beide anfangs waren, umso zufriedener waren sie mit den Erfolgen und das machte mich natürlich unheimlich stolz. Zum Ende der Kur hatte mein Schwiegervater ganze 10 Kilo und meine Schwiegermutter trotz Schilddrüsenunterfunktion 6 Kilo verloren. Ein erster Schritt in eine neue und gesündere Zukunft mit vielen neuen Erkenntnissen und Erfahrungen. Beide essen seit der Kur viel gesünder und ausgeglichener und gönnen sich eine ganzheitliche Versorgung mit qualitativ hochwertigen Nahrungsergänzungen.

Nach und nach sprachen sich die Erfolge in meinem Freundes- und Bekanntenkreis herum. Ich bekam immer mehr Anfragen über Email oder hatte Nachrichten in meinem Postfach. Ich kam mit der Beantwortung kaum noch hinterher, weil ich mir für jeden einzelnen Zeit nahm, um individuell auf die jeweiligen Fragen zu reagieren und so viel wie möglich zu erzählen. Erst später erstellte ich meine Infomails, in denen das Begleitheft, Erfahrungsberichte, Produktübersichten und Anmeldeablauf eingebettet waren. Habe ich dann eine Anfrage per Email erhalten, habe ich mich zuerst für das Interesse bedankt und dann erst einmal nach der Emailadresse gefragt. So konnte ich jedem einzelnen die Möglichkeit geben, sich in Ruhe zu belesen, alles auf einem Blick zu haben und mich dann zu kontaktieren, wenn Fragen offen waren oder sie weiteres Interesse auf ein Treffen hatten. Das lief richtig gut und ich hatte etwas Luft für die persönlichen Treffen, die fast täglich mit jemand neuen stattgefunden haben, ob nun geplant oder ganz spontan. Denn plötzlich bemerkte ich, dass sich mein Engagement bereits wirklich herumgesprochen hatte. Und auf einmal kamen Menschen auf mich zu, bei denen ich es am wenigsten erwartet hätte. Viele fragten nach der Stoffwechselkur, aber auch Menschen mit Hautproblemen und Krankheiten waren dabei, die sich interessiert meine

Geschichte angehört haben und sich nach unserem Gespräch mit den verschiedenen Produkten auseinandersetzten. In einer Übersicht im Internet konnte ich dann sehen, ob sich ein Interessent angemeldet oder bestellt hatte und ob dieser seine Erfahrungen an andere weitergab.

Den größten Teil der Menschen, die ich mittlerweile betreute, kannte ich persönlich. Darunter waren Familie und Freunde, aber auch Bekannte, die ich von klein auf aus meiner Heimatstadt kannte. Doch eines Nachts, auf dem Heimweg von meiner Arbeit, bekam ich eine Nachricht von einer mir völlig fremden Frau, die mehr über die Kur und die verwendeten Produkte erfahren wollte, aber ausdrücklich darum bat, kein Verkaufsgespräch zu führen.

Die Mama
meiner ehemaligen Arbeitskollegin

Zuhause angekommen, guckte ich mir zuerst ihr öffentliches Profil an, denn ich wollte wissen, ob es irgendeine Verbindung zu ihr gab. Und schon auf dem ersten Blick sah ich, dass es die Mutter einer ehemaligen Arbeitskollegin war, die mich gerade kontaktiert hatte. Zuerst stellte ich mich noch einmal persönlich bei ihr vor und erzählte von der Verbindung zu ihrer Tochter. Und da ich in solchen Fällen den persönlichen Kontakt vorzog, habe ich ihr in meiner kurzen Antwortmail vorgeschlagen, dass wir gerne am nächsten Tag persönlich am Telefon alles besprechen könnten. Ich schickte die Nachricht ab, tapste ins Badezimmer und danach in mein Bett. Kaum auf die Seite gedreht, schlief ich auch schon ein.

Als ich am nächsten Morgen aufgewacht bin, hatte ich schon mehrere Nachrichten auf meinem Display zu stehen. Unter anderem zwei von meiner ehemaligen Arbeitskollegin, die mir mitteilen wollte, dass sie meine Nummer an ihre Mutter weitergegeben hatte. Und als ich gerade antworten wollte, klingelte mein Telefon und eine unbekannte Nummer erschien. Ich wusste sofort, dass sie es war. Und so nahm ich mir meinen Kaffee aus der Küche mit auf den Balkon und setzte mich in die Sonne. Die ersten Sekunden waren sehr verhalten, doch von Minute zu Minute wurde es lockerer zwischen uns. Sie erzählte mir viel von sich, von ihren Sorgen und Problemen, aber auch von ihren bisherigen Versuchen und vor allem von den Zielen, die sie in Bezug auf ihr Gewicht und ihre Gesundheit hatte. Ich erklärte ihr zunächst den normalen Ablauf einer Diät und dann die Unterschiede, die diese Kur mit sich brachte. Außerdem klärte ich sie über die homöopathischen Mittel und das Paket mit den drei verschiedenen Produkten auf. Sie hatte schon durch eigene Bekannte von dieser Methode gehört, war sich aber immer nicht sicher, ob diese wirklich die genannten Erfolge mit sich brachte. Denn Bilder oder Erfahrungsberichte auf Internetseiten kann man schnell mal fälschen oder per Software retuschieren. Und so sprachen wir über eine Stunde lang am Telefon. Über meine Menschen, die ich betreute, deren Erfahrungen und Erfolge und vor allem über ihren Wandel und ihr positiv verändertes Bewusstsein vor, während und nach der Kur. Und so beschloss auch sie am Telefon sich das Paket zu bestellen und die Kur einfach auszuprobieren. "Man kann nur über eine Sache urteilen, wenn man selber damit Erfahrung gemacht hat", waren ihre Worte bevor sie mir ihre Emailadresse durchgab. Und so schickte ich ihr meine Informationsmails und verabschiedete mich von ihr. Egal was war oder wie oft sie Fragen hatte, sie konnte sich jeder Zeit bei mir melden, denn genau darin lag der Spaß an meiner Arbeit - in Kommunikation und Unterstützung. Bereits am nächsten Tag sah ich, dass sie sich angemeldet und das Paket bestellt hatte und wartete voller Vorfreude auf das erste Lebenszeichen in einigen Tagen.

Eineinhalb Wochen später sah ich einen Anruf in Abwesenheit auf meinem Telefon und war gespannt, was sie zu erzählen hatte. Sofort rief ich sie zurück und fragte, ob alles in Ordnung sei. Mit aufgeregter, aber sehr freudiger Stimme fing sie an, mir von ihren letzten Tagen und den Ergebnissen zu berichten.

Joline, du wirst es nicht glauben, ich kann es ja selber kaum und bin absolut überwältigt. Ich habe jetzt in den 10 Tagen fast 5 Kilo abgenommen. Habe fast 4cm an Bauchumfang verloren und fühle mich großartig. Ich könnte vor Glück ganze Bäume ausreißen. Vor meinem Start habe ich meinen Körperfettanteil im Sportstudio messen lassen und dieser ist von 36 auf 33% gesunken. Aber das Allerbeste was ich seit Beginn der Kur erlebt habe, kommt jetzt noch. Du weißt ja auch, dass ich eine bipolare Störung habe und seit Jahren Medikamente nehmen muss. Ich habe oft Tage, an denen ich mich am liebsten nur verkriechen und niemanden sehen will. Auch wenn ich das meinen Liebsten nicht antun möchte, kann ich nichts dagegen machen. Und jetzt kommt es. Ich habe in den 10 Tagen mehr geschafft, als manchmal in 4 Wochen nicht und ich hatte keinen einzigen Tag, an dem ich mich aus dem Bett quälen musste. Ich will es nicht beschwören, aber es wäre fantastisch, wenn das weiterhin anhält. Ich danke dir, dass du mir einen so tollen Weg aufgezeigt hast.

Welcher Mensch wäre nach diesen Worten nicht unheimlich stolz? Stolz auf den Menschen, der diese Kur macht, aber auch stolz auf sich selber, weil man sich von keinem hat dazwischen reden lassen. Weil nicht diejenigen gesiegt haben, die alles schlecht reden, sondern man weiterhin und konsequent seinen eigenen Weg verfolgt, um seine Träume und Ziele zu verwirklichen. Ich hätte sie am liebsten vor Freude durch das Telefon gezogen und ihr einen riesigen Kuss aufgedrückt. Auch wenn sie es war, die diese Erfolge hatte und mir voller Euphorie davon berichtete, wusste sie in diesem Moment nicht ansatzweise, wie sehr mich ihre Worte bestärkten und wie glücklich sie mich machte. Eines meiner schönsten Erlebnisse am Anfang meines neuen Weges.

Und genau das machte den Unterschied zu meiner bisherigen Arbeit aus - ich konnte Menschen glücklich machen. Bei welcher Arbeit bekommt man heutzutage noch so viel Positives zurück? Und dazu konnte ich ihnen nicht nur von meinen eigenen Erfahrungen, sondern auch von anderen Menschen erzählen. Konnte ihnen die Vorzüge von den wirklich hochwertigen Produkten erklären und ihnen so einen Anstoß in eine neue Zukunft geben. Denn viele gesundheitliche Probleme lösten sich wie in Luft auf, obwohl sie nicht mehr die verschriebenen Medikamente einnahmen oder auf Billigpräparate verzichteten. Natürlich alles nach ausführlichen Gesprächen mit ihren Ärzten oder nach regelmäßigen Untersuchungen. Denn es waren auch einige Menschen dabei, die sich so wohlfühlten, dass sie am liebsten von alleine all ihre Medikamente in den Müll schmeißen wollten. Doch davon habe ich jedem meiner Menschen abgeraten und werde es auch weiterhin tun. Denn das Absetzen von lebenswichtigen Medikamenten ohne Rücksprache mit dem behandelnden Arzt kann weitreichende Folgen haben. Doch wenn der Arzt das Okay gibt und selbst überrascht von den Verbesserungen ist, dann nichts wie weg damit. So wie es bei einer Freundin war, die trotz Skepsis ihrer Ärztin, die homöopathisch unterstützte Stoffwechselkur durchführte. Sie litt unter Diabetes Typ II und ließ in regelmäßigen Abständen ihre Zuckerwerte kontrollieren und dokumentieren und stellte während der Kur fest, dass diese immer besser wurden. Einige Wochen später war sie um 14 Kilo leichter und sie von der Krankheit befreit. Könnt ihr euch vorstellen, was für ein unglaublich tolles Gefühl es für sie war, ohne Spritzen leben zu müssen? Ohne sich über weitere Krankheiten Gedanken machen zu müssen, die durch Diabetes mit ausgelöst werden? Und nicht nur sie war völlig aus dem Häuschen, ihre Ärztin war es auch. Ein toller Start in ein völlig neues Leben.

Nahrungsergänzungsmittel – Ergänzung nicht Ersatz

Mir selber war lange Zeit nicht bewusst, wie einfach es war, seinem Körper etwas Gutes zu tun und auch jetzt schon vorzubeugen. Ich lebte lange Zeit von der Hand in den Mund, ob ernährungstechnisch oder auch finanziell. Man dachte immer, dass es noch gar nicht nötig wäre, etwas zu tun, denn man fühlte sich fit und gesund. Doch fängt man erst an, wenn die ersten Zipperlein kommen, kann es auch oft schon zu spät sein. Und erst als das böse Erwachen mit der Haut kam und mir bewusst wurde, dass ich keine 18 mehr bin, befasste ich mich mehr mit diesen Themen. Doch wie beugt man eigentlich richtig vor und welches Mittelchen versorgt mich optimal?

Ich kannte viele Menschen in meinem Umfeld, die ihre Ernährung bereits mit Nahrungsergänzungsmitteln unterstützten. Das waren typische Vitamin-C-Brausetabletten, Magnesium- und Zinkkapseln oder ein Pulver zum Einrühren für den gesunden Snack zwischendurch. Doch viele von ihnen kauften sich günstige und künstlich hergestellte Produkte aus dem Supermarkt oder in der Drogerie, die man ganz einfach und unkompliziert in ein Glas Wasser schmeißen konnte und dann zu sich nahm. Dass sie ihrem Körper aber damit mehr Schaden zufügten als diesen zu schützen, war vielen von ihnen nicht bewusst. Denn diese künstlich hergestellten Vitamine, Mineralstoffe oder Spurenelemente können vom Körper nicht verarbeitet werden, da sie einen anderen chemisch-strukturellen Aufbau haben als die natürliche Form und sie auf Deutsch gesagt nur fürs Klo reichen. Wie bereits erwähnt, sind unsere Körper nicht dumm und erkennen sofort, um was es sich wirklich bei der Ernährung handelt, ob nun natürlich oder künstlich hergestellte Produkte. Und da die zweitgenannte Variante nicht oder nur kaum verarbeitet werden kann, wird sie ungenutzt wieder ausgeschieden. Außerdem befinden sich in vielen günstigen Nahrungsergänzungsmittel Zusatzstoffe und Chemikalien, die unsere Gesundheit in keinster Weise unterstützen und Krankheitsausbrüche begünstigen können. Daher haben viele Nahrungsergänzungen auch oft einen schlechten Ruf in unserer heutigen Gesellschaft. Viel zu viele Menschen bilden sich ihre Meinung aus den Erfahrungen mit den günstigen und chemiebeladenen Produkten, bei denen die gewünschten Erfolg nicht eingesetzt haben (und auch nicht können und das weiß man spätestens, wenn man sich mit den Produkten auseinandersetzt und sich darüber informiert) oder sich die Mangelerscheinungen, die man bekämpfen möchte, sogar verschlechtert haben. Bevor man also wöchentlich oder sogar täglich kleines Geld für Produkte ausgibt, die überhaupt nicht verwertet werden können und daher auch nicht helfen, sollte man lieber einmal monatlich etwas mehr Geld für völlig natürliche Produkte investieren, die die Gesundheit und die Körperfunktionen nachhaltig unterstützen. Ich sage daher meinen Gesprächspartnern immer, dass sie einfach beim nächsten Kauf mal auf die Inhaltsangabe eines solchen Döschens gucken sollten und diese dann mit unseren, völlig natürlichen Produkten vergleichen sollen. Oft bekomme ich dann ein paar Tage später die Anfrage, wo und wie sie im Internet die hochwertigen Artikel bestellen können, weil sie festgestellt haben, dass neben den vielen Zusatzstoffen auch noch Aluminium, Parabene oder Süß- und Farbstoffe enthalten sind, die für den Körper einfach nicht hilfreich sein konnten.

Ich weiß leider nicht mehr, mit wie vielen Menschen ich mich über diese Thematik unterhalten und ausgetauscht habe. Aber ich konnte sehr vielen die Augen öffnen und sie von natürlichen Nahrungsergänzungen überzeugen. Das war nicht alleine meine Arbeit, sondern es waren die wirklich natürlichen Produkte, die für sich sprachen und die gesundheitliche sowie körperliche Verbesserungen mit sich brachten. Und so kam es nach und nach zu einer ganzen Umdenkwelle in meinem Freundeskreis und das freute mich umso mehr.

Meine Freundin aus dem Sportstudio

Ich kann nur mit etwas erfolgreich sein, wenn ich selber davon überzeugt bin. Und genauso war es. Je mehr ich mich mit diesen Themen auseinandersetzte und je mehr Menschen sich überglücklich bei mir bedankt haben, umso mehr konnte ich weiteren Interessenten davon berichten. Und so traf ich mich an einem sonnigen Tag mit einer sehr guten Bekannten, die auch in einem Sportstudio arbeitete und stellte ihr das Konzept der Kur vor. Von Anfang an war sie sehr begeistert und erzählte mir, dass ihr Sportstudio schon immer ein Vorreiter bei neuen Produkten war und sie es gerne mit in das Programm aufnehmen möchte. Bestärkt wurde sie sogar von ihren beiden Chefs, die ihren Fitnesskunden seit Jahren ein breites Spektrum an Angeboten zur Verfügung stellten. Das hat mich natürlich sehr gefreut und so war die erste Hürde genommen. Das war nicht selbstverständlich in unserer Region. Denn ich habe einige Sportstudios angeschrieben um ausführlich von der Stoffwechselkur zu berichten, doch nur dieses eine gab mir die Möglichkeit dazu und sah den Mehrwert für seine Kunden, Mitglieder und Patienten. Denn im Sportstudio war eine Arztpraxis und eine Physiotherapie mit ansässig.

Bereits einige Tage später bekam ich die Chance eine Präsentation vor der Geschäftsleitung sowie vor ausgewählten Mitarbeitern zu halten. Und auch hier herrschte anfänglich bei einigen eine ganz normale Vorsicht. Es ist absolut menschlich erst einmal alles ganz genau zu betrachten und jedes kleinste Detail zu beleuchten. Doch während der Präsentation und den Gesprächen untereinander, konnten wir alle offenen Fragen klären und das Studio freute sich auf den ersten Infoabend, den wir bereits zwei Wochen später ansetzten.

Ich war völlig begeistert, als ich am Tag der Infoveranstaltung den Raum betrat. Meine Freundin und ihre Mitarbeiter hatten sich schon um alles gekümmert. Die Stühle wurden vor dem großen Fernseher an der Wand schon sorgfältig hingestellt und meine Präsentation konnte ich ganz einfach über einen Stick am Laptop abspielen. An der Fensterfront war eine Tafel aufgestellt, auf der Obst, Gemüse und kleine Snacks, sowie Kaffee, Wasser und Säfte liebevoll drapiert und die Gäste rundherum versorgt wurden. Eine wirklich tolle Vorbereitung und ein super Start in die erste, externe Infoveranstaltung. Nach und nach füllte sich der kleine Raum und die Plätze waren restlos belegt. Auch meine Schwiegermutter hatte ich an diesem Abend eingeladen, um den vielen Interessenten die Möglichkeit zu geben, sich mit ihr persönlich zu unterhalten. Etwas über ihre Erfahrungen und den Ablauf zu hören oder sie zu fragen, was sie sich in der Kur zu Essen gekocht hat und ob sie körperliche Schwierigkeiten in der Zeit hatte.

Nach der Begrüßung und meiner persönlichen Vorstellung wollte ich die erwartungsvollen Gesichter nicht weiter auf die Folter spannen und fing mit den ersten Erfahrungsbildern von der Kur an. Als Vortragende hat man dann immer den Vorteil, dass man die Reaktionen in den Gesichtern direkt sehen kann und das zauberte mir in allen Veranstaltungen immer ein Lächeln aufs Gesicht. Natürlich hatten viele in dieser Runde ein Problem mit ihrem Gewicht und versuchten seit Jahren durch Sport und Ernährung ein paar Kilo abzunehmen. Einige hätten sogar ein Buch über ihre Erfahrungen mit Diäten schreiben können und berichteten frustriert von ihrem Jo-Jo-Effekt. Und so konnten wir zusammen erst einmal die Vor- und Nachteile von ganz normalen Diäten besprechen. Die Runde war sehr aktiv und es machte viel Spaß mit ihnen zu kommunizieren und auf meine gestellten Fragen immer eine Reaktion zu erhalten. Nichts wäre schlimmer gewesen als verschlossene Menschen anzutreffen, die mit verschränkten Armen dagesessen und nur zugehört hätten. Aber so wurde es ein reger Austausch und lockerte die Stimmung im ganzen Raum. Nachdem wir nun alle wussten, warum eine Diät nur Teilerfolge mit sich bringt und warum man danach wieder das mühsam verlorene Gewicht oder sogar das Doppelte auf den Hüften hat, kam ich nun zur homöopathisch unterstützten Stoffwechselkur und den Produkten.

Zuerst erzählte ich natürlich von Dr. Simeons und seinen Forschungsarbeiten nach dem zweiten Weltkrieg. Allerdings nur in kurzer Fassung und für alle nachvollziehbar. Das reichte auch völlig, denn für unsere Kur waren nur der Ansatz und der involvierte Hypothalamus wichtig. Danach erzählte ich über Störungen dieser Hirnregion, über die Globulis und deren Wirkung und über das Vital- und Mineralstoffpaket während der Kur. Viele machten sich Notizen in dem kleinen Begleitheft, welches ich vor der Veranstaltung auf die Stühle gelegt hatte und nickten ganz erstaunt bei den vielen Informationen. Sie sahen einen ganz neuen Weg, einen völlig neuen Ansatz ihren überflüssigen Pfunden den Kampf anzusagen und das gab ihnen wieder Hoffnung. Und so klärten wir nach und nach die noch offenen Fragen, meine Schwiegermutter berichtete von ihren Erfahrungen und die Gäste erfuhren von der Unterstützung des Studios während der Kur. Dieses bot im Voraus an, eine Fettanalyse durchzuführen, alle wichtigen Werte in der studioeigenen Praxis des Arztes beobachten zu lassen und ständiger Ansprechpartner zu sein. Und so starteten die ersten Mitglieder in ihr neues Leben, bestellten sich die Globulis und das erforderliche Paket und fingen diese Kur einige Tage später selbst an. Im Schnitt schafften alle eine Reduzierung ihres Körpergewichtes zwischen 5-12 Kilogramm und das völlig gesund, wirklich nachhaltig und ohne Jo-Jo-Effekt. Dazu muss man sagen, dass die Männer in dieser Kur die größeren Erfolge und im direkten Vergleich mehr Gewicht verloren hatten. Das liegt an dem höheren Muskelanteil und der damit höheren Anzahl der „Verbrennungsöfen". Aber selbst die Frauen, die 5-8 Kilo in dieser kurzen Zeit verloren hatten, waren absolut glücklich und zufrieden. Und auch hier stellten wir fest, dass viele die gesunde Ernährung auch nach der Kur beibehalten hatten und sich mit den verschiedensten Produkten aus dem Sortiment versorgten. Und das machte nicht nur mich stolz, sondern auch das Sportstudio als Vorreiter dieser Kur und dessen Produkte.

Unser erster und erfolgreicher Infoabend

Als unser nächstes Treffen in der Gruppe stattfand, berichtete ich natürlich von dieser tollen Infoveranstaltung. Die Zusammenarbeit mit diesem Sportstudio machte unheimlich viel Spaß und die Vorbereitungen und das gesunde Buffet waren 1a. Als Partner in unserem Team brachten sie frischen Wind herein und waren eine echte Bereicherung. Und so folgte die nächste Veranstaltung nur wenige Wochen später, da es viele Interessenten gab.

Da wir alle so unglaublich positive Resonanz erfahren und mittlerweile tolle Menschen kennengelernt und im Team aufgenommen hatten, planten wir ein großes Treffen mit Werbung, Emaileinladungen und Plakaten. Wir sagten all unseren Teamkollegen und deren Interessenten Bescheid und reservierten einen Seminarraum unweit von unserem regelmäßigen Treffpunkt entfernt. Die Nachfrage war gigantisch und so stellten wir schnell fest, dass wir unbedingt mit Platzreservierungen arbeiten mussten. Denn alleine aus meinen Reihen gab es kurz nach der Onlinestellung der Veranstaltung bereits zwanzig Reservierungen und Anfragen diesbezüglich. Und so waren wir sehr gespannt, wieviele Menschen sich an diesem Tag wirklich zusammenfinden würden. Die Vorbereitungen liefen auf Hochtouren und jeder wusste ganz genau, was er zu machen hatte. Ich kümmerte mich um den Beamer für die Präsentation und erstellte die Onlinewerbung, einer von uns verteilte Plakate in der Stadt und andere kümmerten sich wiederum um unsere Referenten und setzten sich mit ihnen in Verbindung gesetzt. Wir wollten genau die, bei denen wir selber vor einiger Zeit zur bereits beschriebenen Veranstaltung waren. Und zu unserer Freude bekamen wir sogar eine Zusage und beide waren schon sehr gespannt, was in unserem kleinen Städtchen so los sein wird. Und das waren wir natürlich auch, denn erfahrungsgemäß sind nicht immer alle Personen zum Treffen erschienen, die im Voraus zugesagt hatten. Und ausgerechnet an unserem Veranstaltungstag im Mai herrschte gerade eine Hitzewelle und wir hatten sommerliche 32 Grad Außentemperatur. Doch auch wenn das Wetter eher an den See einlud, hielt uns nichts davon ab, gutgelaunt und voller Vorfreude unsere Gäste bereits zum Mittagessen zu treffen und mit ihnen persönlich über die neue Arbeit in unserem Freundes- und Bekanntenkreis zu sprechen. Auch sie waren sichtlich stolz auf uns, was wir alles in den letzten Wochen und Monaten auf die Beine gestellt und wie vielen Menschen wir bereits geholfen hatten. Sie konnten sich noch ganz genau daran erinnern, wie wir als Frischlinge in ihrer Veranstaltung saßen und noch etwas unbeholfen waren. Und jetzt standen wir auf eigenen Beinen und hielten Vorträge oder trafen Menschen, um ihnen von den tollen Dingen und unseren Erfahrungen zu berichten. Natürlich erzählte ich voller Stolz von meinem Sportstudio und der tollen Zusammenarbeit. Und selbst als wir beide mit unseren erfreulichen Geschichten und Fragen überhäuften, hatten sie immer noch ein Lächeln im Gesicht und waren keineswegs genervt. Es musste schon seltsam für beide sein, denn obwohl sie sich seit mehreren Jahren mit den Produkten und Empfehlungsmarketing auseinandersetzten und selber immer wieder neue und viele Menschen kennenlernen durften, die von diesem Unternehmen und den hochwertigen Produkten vorher noch nichts gehört hatten, waren wir in der Gruppe schon speziell. Denn wir waren durchweg positiv eingestellte und euphorische Menschen und brachten beide mehrmals zum Lachen. Wir alle sprudelten nur so voller Energie und zogen jeden in unseren Bann und das hatten sie spätestens an diesem Tag auch gemerkt. Gestärkt vom Mittagessen fuhren wir alle noch einmal nach Hause um uns frisch zu machen und uns kurze Zeit später am Veranstaltungsort zu treffen. Nach und nach trudelte jeder von uns ein und begrüßte seine persönlichen Gäste. Der Saal füllte sich allmählich und unsere Referenten überprüften ein letztes Mal ihre Präsentation auf der großen Leinwand. Dann schnappte sich der Mann eines unser selbsterstellten Begleithefte für unsere neuen Interessenten und setzte sich für einen kurzen Moment in die Sonne. Die Frau blieb im Saal und tauschte sich noch mit Freunden von mir aus.

Es war einfach unbeschreiblich und es hätte wohl niemand damit gerechnet, dass bereits so viele von den Reservierungen vor Ort waren. Es kamen sogar wildfremde Menschen, die unseren Aushang in der Stadt gesehen hatten und so platzte bald der Seminarraum aus allen Nähten. Insgesamt haben sich knapp 60 Menschen im Raum versammelt und sich nach und nach einen Platz gesucht. Zwischenzeitig mussten wir sogar noch Stühle dazu holen, doch natürlich wollten wir allen die Möglichkeit geben, mehr über die Kur, zu den Produkten und etwas zur Arbeit an sich zu erfahren. Und diese große Anzahl an Interessenten hat uns im wahrsten Sinne des Wortes umgehauen. Ein wahnsinnig schönes Gefühl, wenn andere einem sagen, wie gut sie unseren neuen Weg und unser Engagement finden und auch anderen Menschen davon berichten.

Wir eröffneten den Abend in gewohnt lustiger Art und unsere Referenten stellten sich erst einmal vor. Dann erzählten sie von ihrem Werdegang, wie sie von dem Unternehmen erfuhren und welche Produkte sie seit Jahren ihren Freunden, Familienmitgliedern und Bekannten empfohlen. Seit einigen Monaten hielten beide vermehrt Vorträge zur homöopathisch unterstützten Stoffwechselkur und da sie grandiose Erfolge damit hatten, liebten sie ihre Arbeit und sprachen gerne von ihren Erfahrungen. Und so zeigten sie anfangs wieder Bilder von Menschen, die wir mittlerweile sogar persönlich auf Veranstaltungen getroffen hatten, und sprachen von den Hintergründen der Kur. Dann kamen sie zum Ablauf, zu den Produkten und zur Unterstützung unsererseits und es gab nicht einen einzigen im Saal, der an den Erfolgen zweifelte. In der Pause kamen viele auf mich zu und fragten mich, warum man von dieser Methode nicht schon vorher gehört hatte und dankten uns für diesen schönen Abend. Viele nahmen sich sofort die Unterlagen mit und notierten noch einmal unsere Telefonnummern für eventuelle Rücksprachen. Und so konnten wir auch an diesem Abend wieder vielen Menschen helfen, ihnen verschiedene Wege aufzeigen und neue Freundschaften schließen, die bis heute halten.

Noch völlig überwältigt von den vielen Eindrücken des Abends, saß ich mit einer Freundin noch lange Zeit im Biergarten vor dem Seminarraum bevor ich nach Hause fuhr. Und so langsam realisierte ich, was wir wirklich mittlerweile bewirkt hatten. Ich genoss einfach die Zusammenarbeit mit meinen Freunden und liebte das glückliche Strahlen in den Augen von Menschen, denen wir helfen konnten. Zu Hause angekommen sprang ich erst einmal unter die Dusche. Mein Freund fragte mich zwar noch, wie der Abend und die Veranstaltung gelaufen sind, doch ich war so kaputt, dass ich beim dritten Satz einfach neben ihm einschlief.

Mandy – die Unbekannte am Telefon

Am nächsten Tag hatte ich frei und konnte ganz gemütlich auf dem Balkon frühstücken. Die Sonne strahlte mir ins Gesicht, ich nahm einen großen Schluck aus der Kaffeetasse und biss herzhaft in mein Marmeladenbrötchen. Ich laß gerade meine Emails und beantwortete noch einige Fragen vom Vorabend, als eine neue Nachricht auf meinem Telefon erschien. Die Nummer war mir unbekannt und daher war ich sehr auf den Inhalt gespannt. Ich öffnete die Nachricht und fing an zu lesen:

Hallo Joline, mein Name ist Mandy und ich bin die Schwester von Doreen. Ich habe mir deine Nummer besorgt, weil ich gerne einmal mit dir über die Stoffwechselkur sprechen möchte. Ich hoffe, dass du mir helfen kannst und würde mich freuen, wenn du mal durchrufst. Oder mir schreibst, wann es bei dir am besten passt. Liebe Grüße Mandy.

Ich kannte zwar eine Doreen von meinem Nebenjob in der Bar, aber diese hatte keine Schwester. Daher war ich auch nach dem Lesen der Nachricht genauso schlau wie vorher und wusste nicht, wer da am anderen Ende des Telefons war. Ich schrieb ihr zurück, dass ich mich am

Nachmittag bei ihr melden werde und war sehr gespannt, woher sie nun meine Nummer hatte und wer ihr die Kur empfahl. Wir verabredeten uns zu 17 Uhr und wünschten uns bis dahin einen schönen Tag. Wieder ein Moment, der mich zum Lachen brachte und mir zeigte, welch schnelle Kreise solch eine gute Sache ziehen konnte. Ich verharrte noch einen Moment auf dem Balkon, dann räumte ich den Tisch ab und machte mich fertig. Als ich am Nachmittag in das Café fuhr, traf ich eine Freundin aus unser Gruppe und erzählte ihr von der Nachricht und dass ich keinen blassen Schimmer hätte, wer hinter Mandy oder Doreen stecken könnte. Und während auch sie darüber nachdachte, machte sie mir einen Latte Macchiato zum Mitnehmen fertig. Doch auch sie wusste nicht, woher Mandy meine Nummer haben könnte und konnte mir nicht auf die Sprünge helfen. Und so blieb mir nichts anderes übrig, als Mandy direkt am Telefon danach zu fragen. Punkt 17 Uhr wählte ich ihre Nummer und rief sie an. Am anderen Ende begrüßte mich eine freundliche Stimme:

Hallo Joline. Schön, dass du anrufst. Ich hoffe, dass du mir helfen und mir etwas über diese Kur erzählen kannst, die meine Schwester Doreen gemacht hat.

Und das war mein Einsatz um erst einmal zu fragen, wer denn Doreen war und woher sie meine Nummer hatte.

Ich komme aus Neubrandenburg, aber meine Schwester arbeitet in Berlin. Und ihre Arbeitskollegin hatte ihr erzählt, dass sie von dir Informationen zur Kur erhalten hat und du sie dabei unterstützt.

Ich hatte immer noch Fragezeichen im Kopf. Neubrandenburg, Berlin, Arbeitskollegin? Ich verstand nur Bahnhof und konnte die Teile des Puzzles nicht zusammensetzen. Aber es faszinierte mich, dass sich meine Unterstützung schon so weit herum gesprochen hatte. Und dann sagte sie mir, dass die Arbeitskollegin aus Ludwigsfelde kommen würde und plötzlich wusste ich, wer gemeint war und wie das alles zustande kam. Die Mama meiner ehemaligen Arbeitskollegin von der ich bereits geschrieben hatte, war die Arbeitskollegin von Doreen. Sie war mit der Kur so erfolgreich, dass sie auf ihrer Arbeit von vielen angesprochen wurde und sich auch mit Doreen darüber unterhalten hatte. Doreen wiederum traf sich am Wochenende mit ihrer Schwester Mandy und kam auf die Kur und meine Unterstützung zu sprechen. Und so wollte Mandy nun mehr darüber erfahren und ließ sich meine Nummer geben. Wir lachten herzhaft als wir das Rätsel gelöst hatten und waren sofort auf einer Wellenlänge. Mandy wollte zusammen mit ihrem Mann diese Kur machen, doch ohne Hintergrundinformationen und Unterstützung wollten beide nicht anfangen. Und so legten sie alle

Hoffnung auf dieses Telefonat. Sie war sehr interessiert und stellte viele Fragen. Und so telefonierten wir fast eine ganze Stunde lang. Auch ihr erklärte ich den Ablauf der Kur, die einzelnen Phasen, sprach über die Produkte und deren Inhaltsstoffe und schlug ihr vor, das Begleitheft sowie Erfahrungsberichte und Bilder per Email zu schicken. Sie freute sich sehr und war gespannt, was ihr Mann zu allem sagen würde. Und da er vorhatte, am Wochenende mit dem Zug nach Berlin zu einem Fußballspiel zu fahren, wollte sie ihm die Unterlagen zum Lesen ausdrucken und mitgeben. Wir verblieben daher so, dass sie sich bei mir melden wird, sobald sie Genaueres von ihrem Mann weiß und er das Ok dafür gibt.

Bereits am Wochenende rief sich mich an und erzählte mir von der tollen Nachricht ihres Mannes. Noch aus dem Zug heraus, schrieb er ihr eine Nachricht, dass er absolut begeistert ist und sie sofort alles besorgen sollte. Zwei Pakete hatte sie schon über das Internet bestellt und nun wollte sie noch einmal die genaue Bezeichnung der Globulis aus der Apotheke haben. Beide wollten so schnell wie möglich anfangen und konnten es kaum abwarten. Und schon wieder mussten wir beide lachen. Obwohl wir uns vorher noch nie gesehen hatten, war es so, als würden wir uns schon ewig kennen. Und da sie bereits das Begleitheft per Email von mir erhalten hatte, in dem noch einmal die einzelnen Phasen, erlaubte Nahrungsmittel und Rezeptvorschläge beschrieben waren, waren beide bestens vorbereitet. Ich wünschte ihnen viel Erfolg und bot meine Unterstützung und Hilfe zu jeder Tageszeit an. Dankend verabschiedete sich Mandy von mir und freute sich schon auf die nächsten Wochen.

Auch bei den beiden meldete ich mich zwischendurch per Nachricht um zu fragen, ob alles in Ordnung sei. Doch beiden ging es sehr gut und sie waren überglücklich. Alles war zu ihrer Zufriedenheit und mittlerweile hatten sie sich auch auf den neuen Ernährungsplan eingestellt. Einen Monat später sie mir dann eine Nachricht und berichtete mir von ihren Erfolgen:

Hallo Joline. Nun sind die Tage der Kur um und ich wollte dir noch danke sagen. Wir sind sehr zufrieden. Ich habe 6,5 Kilo runter und mein Mann sagenhafte 12 Kilo geschafft. Auch er ist sehr happy und war sehr tapfer. Über Pfingsten war mit Freunden auf einer Motorradtour und hat eisern durchgehalten. Keinen Alkohol. Also danke dir noch einmal für deine liebe Unterstützung. Ganz liebe Grüße Mandy.

Diese herzliche Nachricht hat mir Tränen in die Augen schießen lassen. Das Gefühl in mir, wenn „wildfremde" Menschen sich bei mir für meine tolle Unterstützung bedanken und endlich wieder glücklich sind, dann ist es für mich jedes Mal das größte Geschenk, welches ich aus dieser Arbeit ziehen kann. Genau solche Worte und Menschen lassen die schweren Anfangszeiten vollkommen vergessen. Als mich Freunde noch belächelten oder ich böse Texte von Menschen bekam, die keinen blassen Schimmer von den Produkten hatten und sich auch gar nicht damit auseinandersetzen wollten. Ich wusste, dass ich auf dem richtigen Weg war und immer mehr Menschen darüber erfahren wollten.

Auch die Mama von meiner ehemaligen Arbeitskollegin hörte von den Erfolgen von Mandy und ihrem Mann und rief mich noch einmal an. Wie klein die Welt doch war, stellte wir beide fest und sprachen über mein erstes Telefonat mit Mandy. Auch Paula kannte ich bisher nur von unseren Gesprächen am Telefon, aber sie erinnerte mich immer an meine eigene Mama und so hatten wir immer viel zu besprechen. Paula hatte ja nicht nur die Erfolge bei der Gewichtsabnahme, sondern stellte auch Verbesserungen bei ihrem Krankheitsbild fest. Und jetzt kam auch noch das verbesserte Hautbild dazu, von dem sie mir jetzt am Telefon berichtete. Ihre Cellulitis an den Beinen war fast verschwunden und jede Frau kann nachvollziehen, was das für Paula bedeutete. Ich kenne keine einzige Frau, die ihre Cellulitis über alles liebt oder sagt, dass es ihr egal wäre. Und so habe ich sogar oft gehört, dass einige Tausende von Euro auf den Tisch legen würden, nur um wieder halbwegs straffe Haut zu haben. Doch diesen Gedanken brauchten viele Frauen nach der Kur jetzt nicht mehr, denn durch die optimale Versorgung durch Vitalstoffe und OPC hatte die Haut endlich die Möglichkeit zu regenerieren. Und dazu musste man nicht zwingend das komplette Paket kaufen oder die Kur durchmachen. Ich hatte auch Menschen in meinem Team, die sich ausschließlich mit dem einen Produkt versorgten und durch die regelmäßige Einnahme von OPC rundum zufrieden waren.

Hautprobleme bei guten Freunden

Und so komme ich direkt zu meinen nächsten tollen Erfahrungen mit guten Freunden und Bekannten, die bis vor Kurzem große Probleme mit ihrer Haut hatte. Die eine hatte bereits in ihrer Pubertät große Probleme, denn ihre Akne war so schlimm, dass sie nie ohne Make-Up aus dem Haus ging. Und natürlich wirkte sich diese Situation auch stark auf ihr Selbstbewusstsein aus. Als ich sie kennenlernen durfte, war sie Ende zwanzig, hatte immer noch unreine Haut und ich konnte klar ihre Narben im Gesicht erkennen. Sie war sehr unzufrieden und wusste sich nicht mehr zu helfen. Unzählige Cremes, Salben und Medikamente hatte sie ausprobiert. Sie wurde von einem Arzt zum anderen geschickt und keiner hatte wirklich eine Lösung. Ich erzählte ihr von meinen Erfahrungen mit der Haut und dass ich es vollkommen nachvollziehen kann, wie sie sich fühlt. Doch gegen ihre Hautprobleme verblassten meine völlig, obwohl ich damals dachte, dass ich schon schlimm dran gewesen sei. Sie erzählte mir in aller Ruhe von ihrem Leidensweg und hatte Tränen in den Augen. Sie wollte endlich ein normales Leben führen und auch mal wieder ohne Puder im Gesicht rausgehen. Ich fasste nach ihrer Hand und nahm sie in den Arm. Ich wollte ihr helfen, doch ich konnte ihr keine Wunder versprechen. Zwei Produkte stellte ich ihr genauer vor. Das eine, welches ich zuerst genommen hatte und mir innerhalb von zwei Wochen weiterhalf und das andere, welches ich jetzt noch nahm und meine Zellen vor oxidativem Stress schützte. Von beiden Produkten schrieb ich ihr den Namen auf und zeigte ihr Bilder von Freunden auf meinem Handy. Freunde, bei denen man die Verbesserung der Haut klar erkennen konnte. Sie war absolut begeistert und hatte nichts zu verlieren. Und daher ging sie sofort mit ihrem Telefon ins Internet und guckte sich die Produktbeschreibungen sowie Erfahrungsberichte genauer an. Zu dem einen Produkt gab es sogar mal einen Wettbewerb über ein halbes Jahr lang und die Vorher-Nachher-Bilder waren einfach genial. Meine Freundin bestellte sich zuerst das Produkt, welches auch ich mir vor einigen Monaten bestellt hatte und schraubte ihre Erwartungen erst einmal nach unten.

Dann bin ich wenigstens nicht enttäuscht, wenn es mir doch nicht helfen kann.

Ich lächelte sie an und sagte ihr, dass sie erst einmal abwarten und vor allem Bilder machen sollte, um den Vergleich besser zu sehen. Denn wenn man sich jeden Tag im Spiegel sieht, fallen einem persönlich, eigene Veränderungen gar nicht mehr so sehr auf. Sie freute sich schon auf die Lieferung und versprach mir, sich in regelmäßigen Abständen bei mir zu melden. Und das tat sie auch. Gleich die erste Nachricht war sehr euphorisch. Sie bemerkte die Veränderungen ihres Hautbildes und sah, wie die offenen Stellen zu heilen begannen. Und auch die Narben wurden viel weicher und verblassten. Seit Jahren konnte ihr nichts und niemand helfen. Kein Arzt, keine Creme, keine Medikamente und plötzlich hatte sie ein ganz natürliches Mittel, welches ihr so viel Lebensfreude wiedergab. Natürlich freute ich mich total, denn ich konnte niemanden im Vorfeld Verbesserungen oder Heilung versprechen. Ich konnte immer nur meine eigenen Erfahrungen und die Erlebnisse meiner Freunde wiedergeben und dann musste jeder für sich selber entscheiden, ob er es ausprobieren wollte oder nicht. Doch fast alle, mit denen ich mich bereits in all den Wochen und Monaten unterhalten hatte, waren verzweifelt und am Ende ihres Lateins. Sie hatten schon so viel ausprobiert und wurden immer wieder enttäuscht. Und so, wie bei fast allen der Menschen, die ich jetzt unterstütze, siegte die Neugier vor der Skepsis und ich konnte einmal mehr einen Menschen in meinem Umfeld glücklich machen, der seitdem mit einem neuen Selbstbewusstsein durchs Leben geht und jede Sekunde ohne Make-Up zelebriert.

Julchen und ihre Mama

So sprachen sich nicht nur die Erfolge mit der Stoffwechselkur in meiner Heimatstadt herum, sondern auch die Erfolge mit den natürlichen Mitteln für die Haut. Und so bekam ich viele Anfragen per Mail oder Nachricht speziell zu Hautausschlägen, Akne oder Neurodermitis. Und als ich eines Tages bei einem Latte Macchiato in meinem Stammcafe saß und die Sonne genoss, kam eine gute Freundin mit ihrer Mama vorbei. Beide wollten zusammen den Nachmittag genießen und fragten mich, ob die Plätze neben mir noch frei wären. Sie stellten ihre Taschen vom Shoppen neben sich ab und setzten sich zu mir. Julia erzählte mir, dass sie meinen Beitrag im Internet gelesen und von dem erfolgreichen Infoabend im Sportstudio gehört hat. Sie freute sich, dass ich endlich etwas gefunden hatte, was mir wirklich Spaß macht und berichtete nebenbei ihrer Mama von meiner Arbeit. Sofort wurde sie hellhörig und fing vorsichtig an, Fragen zu stellen. Da mir ihre Haut schon beim Tag sagen aufgefallen ist, wusste ich gleich in welche Richtung es gehen würde und berichtete ihr von meinen eigenen Erfahrungen. Ich holte mein Telefon aus meiner Tasche und scrollte zu den Bildern, die ich vor meiner Ergänzung gemacht hatte. Darauf waren die offenen Stellen im Gesicht und auf den Schultern zu sehen und sie guckte mich mit großen Augen an.

Das bist du? Das gibt es doch gar nicht. Das sah ja wirklich übel aus.

Und da hatte sie vollkommen Recht. Es war wirklich eine ganz schreckliche Zeit und ich konnte jeden Menschen verstehen, der sich wegen seiner unreinen oder entzündeten Haut am liebsten im Boden vergraben hätte. Doch davon sind die Probleme ja auch nicht verschwunden. Und so fing sie langsam zu erzählen an und öffnete sich mir gegenüber immer mehr. Sie hatte diese Probleme schon mehrere Jahre. Es ähnelte einem Mix aus Akne, Schuppenflechte und Neurodermitis, doch auch das ständige Eincremen, Waschen und Behandeln brachten ihr keine zufriedenstellenden Erfolge. Dass sie eine dicke Schicht Puder trägt, konnte ich bereits erkennen, doch dann zeigte sie mir auch die offenen Stellen an der Seite ihres Kopfes und die trockene Kopfhaut unter ihrem Pony. Natürlich brachte dies noch mehr Probleme mit sich, denn es juckte nicht nur und war offen, sondern auch die kleinen, trockenen Hautstücken verfingen sich immer in ihren Haaren. Jeder kann denke ich nachvollziehen, wie unsicher und unwohl sie sich fühlte.

Plötzlich rollte ihr beim Erzählen eine Träne über die Wange. Ich konnte nicht anders als sie einmal fest in den Arm zu nehmen und ihr zu versprechen, alles Mögliche zu tun, um sie wieder glücklich zu machen. Ich erzählte ihr von den beiden Produkten, die mir so geholfen hatten und zeigte ihr die ausführliche Beschreibung im Internet. Wir sprachen über die Inhaltsstoffe, Wirkungsweisen und über die Preise und da merkte ich, dass sie kurz stockte. Natürlich waren es qualitativ hochwertige Produkte und die hatten ihren Preis, doch ich konnte es vollkommen nachvollziehen, wenn manche es sich einfach nicht leisten konnten. Auch ich hatte lange Zeit finanzielle Sorgen und musste dreimal überlegen, ob ich mir etwas kaufen konnte oder nicht. Und darum wusste ich auch genau, wie es sich anfühlte, wenn am Ende des Geldes immer noch so viel Monat übrig war. Momentan war eine Bestellung dieser Produkte einfach nicht drin, doch sie wollte darauf hin sparen und ihre eigenen Erfahrungen damit machen. Und so schrieb ich ihr alles Wichtige auf einen Notizzettel auf. Die Namen der Produkte, die wichtigsten Inhaltsstoffe zum Nachlesen und meine Internetseite und Telefonnummer, falls noch Fragen offen geblieben sind. Sie bedankte sich ganz herzlich bei mir, nahm mich in den Arm und steckte den Zettel in ihre Handtasche neben dem kleinen Tisch. Wir saßen noch eine Weile gemütlich in der Sonne und redeten über unsere Pläne vom Wochenende. Dann musste ich auch schon wieder los nach Hause und danach zur Arbeit.

Einige Tage später bekam ich von Julia eine Nachricht.

Hey Liebes. Vielen Dank noch einmal, dass du dir so viel Zeit für meine Mama genommen und ihr alles in Ruhe erklärt hast. Du hast ja mitbekommen, wie sehr sie unter dieser Situation leidet und wie schlecht es ihr geht. Ich habe gerade mit meinem Papa gesprochen und wir haben gemeinsam beschlossen, ihr als Überraschung eine Packung zu ihrem Geburtstag zu schenken. Könnten wir uns dann noch einmal treffen und alles fertigmachen? Fühl dich ganz doll gedrückt. Kussi Julia

Ich war richtig gerührt. Ein besseres Geschenk hätte sie ihrer Mama nicht machen können. Und schon jetzt wusste ich, wie sehr sie sich darüber freuen wird. Ich bestellte ihr erst einmal das eine Produkt und traf mich eine Woche später mit Julia vor ihrer Arbeit. Sie war schon ganz aufgeregt, was ihre Mama dazu sagen würde und konnte den Geburtstag kaum noch erwarten. Doch ein paar Tage hatte sie noch bis zur großen Überraschung und musste sich gedulden, obwohl es ihr sichtlich schwer viel. Ich grinste sie an und war unheimlich stolz auf sie. Welch wirklich schöne Geste von ihr, ihrer Mama die Chance auf ein glücklicheres Leben zu schenken. Auch ihr sagte ich, dass sie mich unbedingt auf dem Laufenden halten müsste und verabschiedete mich von ihr. Ich war wirklich unheimlich gespannt darauf, was mir Julia in einigen Tagen und Wochen erzählen wird und hätte am liebsten die Zeit vorgedreht.

Und als ich an einem Abend Spätschicht in der Bar hatte, kam Julia gerade von ihrer Arbeit und erzählte mir ganz aufgeregt, was für ein tolles Erlebnis sie hatte.

Meine Mama war total überrascht als wir ihr das Geschenk zum Geburtstag überreichten. Denn eigentlich wollten wir uns nichts schenken. Und als sie es langsam auspackte, konnte sie ihren Augen nicht trauen. Nichts hätte in diesem Moment besser sein können, sie hat sich wirklich wahnsinnig gefreut. Und da sie auch nicht mehr länger warten wollte, hat sie die Packung aufgemacht, sich ein Glas Wasser eingegossen und sofort die ersten Tabletten genommen.

Doch Joline, jetzt kommt der Knaller. Ihr Geburtstag ist jetzt schon 2 Wochen her. Ich kann dir gar nicht beschreiben, wie toll ihre Haut geworden ist. Sie trägt nur noch ganz dezentes Make-Up, die trockenen Stellen sind fast verschwunden und die macht sich jetzt auch mal wieder die Haare zusammen. Letztes Mal saß sie ungeschminkt und mit hohem Zopf bei uns im Wohnzimmer und bemerkte, dass mein Vater sie von der Seite aus beobachtete. Vorsichtig fragte sie ihn, ob er was hätte und guckte ihn verwundert von der Couch aus an. Doch anstatt sofort zu antworten, blickte er ihr einige Sekunden lang in die Augen und sagte dann, weißt du eigentlich wie schön du bist? Sie war so gerührt, dass sie vor Freude anfing zu weinen und dann zu ihm rüber ging um ihn in den Arm zu nehmen und zu küssen. Ich kann dir sagen, dass ich meine Mama schon sehr lange Zeit nicht mehr so glücklich gesehen habe. Es war einfach soooooo schön.

Auch ich hätte vor Freude weinen können. Genau solche Reaktionen, Erfahrungen und Momente machen diese Zusammenarbeit mit vielen tollen Menschen so einzigartig und faszinierend. Bei keiner anderen Arbeit hatte ich bisher so tolles Feedback erhalten und so viel Spaß und Freude gehabt. Natürlich sind die Produkte teurer als die aus dem Supermarkt, doch dafür sind sie qualitativ hochwertig und jeden einzelnen Cent wert. Und so entschied der Papa von Julia die Kosten zu übernehmen und seiner Frau es monatlich zu schenken. Er sah einfach wie glücklich sie seit Jahren wieder war und das sollte nicht enden. Solche Momente machten mich unheimlich stolz und glücklich. Ich hatte mich damals richtig entschieden und nichts hätte ich mehr anders machen wollen. Alles im Leben hat einen Sinn und ich war genau auf dem richtigen Weg. Und das merkte ich auch an den vielen Menschen, die hinter mir standen und mich mit ihren Erlebnissen und Erfahrungen unheimlich glücklich machten.

Franzi und Birgit – Mama und Tochter

Wieder einmal bekam ich eine Anfrage von einer guten Freundin, die ich noch von früher aus dem Tanzverein kannte. Ihre Tochter hatte sehr starke Probleme mit Neurodermitis und da sie aufmerksam meine Posts im Internet verfolgte, fragte sich mich, ob ich ihr einen Rat geben könnte oder bereits Erfahrungen in die Richtung gemacht hätte. Und das hatte ich sogar. Denn einige Wochen vorher hatten wir in unserer Runde über die Erfolge eines jungen Mannes gesprochen, der auch an Neurodermitis erkrankt war und seinen Körper seit kurzer Zeit mit zwei verschiedenen Produkten versorgte. Das eine hatte als Hauptbestandteil das OPC, das gleiche Produkt, was ich seit Monaten für meine Haut nahm und das andere eine Schwefelverbindung, die dem Körper dabei hilft, Proteine aus Aminosäuren herzustellen. Ein bekanntes Protein ist das Kollagen, welches wiederum Hauptbestandteil von unserer Haut, Haaren, Zähne und Knochen ist. Ich schickte ihr den Link von der Internetseite und sie durchforstete die Produktbeschreibungen. Sie erzählte mir, dass ihre Tochter schon so einiges ausprobiert hatte und die Neurodermitis in letzter Zeit wieder viel schlimmer geworden ist. Ständiges Jucken und trockene Haut machten ihr das Leben schwer. Besonders schlimm war es an ihren Händen und an den Knien, und auch ihr Selbstbewusstsein wurde in Mitleidenschaft gezogen. Natürlich ist Neurodermitis auch genetisch bedingt, doch es spielen noch weitere Faktoren eine Rolle. So kann das Krankheitsbild von ungesunden Nahrungsmitteln, Stress, Depressionen, unausgeglichener Darmflora,... negativ beeinflusst werden. Wir vergessen oft, wie wichtig ein gesunder Darm ist und achten viel zu wenig auf eine regelmäßige Darmreinigung. Denn besonders, wenn wir starke Medikamente zu uns genommen haben, kann es vorkommen, dass sich dort nicht nur Schlackenstoffe absetzen, sondern sich auch Medikamentenreste sammeln und nicht ausgeschieden werden. Als ich mit Birgit über das eine Produkt philosophierte, erklärte ich ihr die Wirkungsweise und erzählte ihr von meinen Erfahrungen. Das Produkt mit der Schwefelverbindung war nämlich in der Lage, Schadstoffe und krankmachende Rückstände im Darm abzuführen. Viele nutzen diese Nahrungsergänzung zusätzlich zum Vitalstoffpaket während der Stoffwechselkur zur Darmreinigung und –sanierung. So konnten bei vielen aus dem Team Krankheitsbilder verbessert und die Symptome deutlich reduziert werden. Birgit wollte das unbedingt ihrer Tochter vorschlagen und auch für sich selber ausprobieren, da sie persönlich unter Arthrose im rechten Fuß litt. Sie fühlte sich von den Ärzten nicht gut beraten und bekam immer wieder Rezepte von Medikamenten, die ihr nicht ansatzweise helfen konnten. Arthrose ist eine Gelenkserkrankung, die seit den letzten Jahren immer weiter angestiegen ist. Für mich persönlich und das ist meine ganz eigene Meinung aus den Erfahrungen, die ich gemacht habe, ist Arthrose eine absolute Zivilisationskrankheit und völlig altersunabhängig. Beließt man sich über die Krankheit, kann man oft die Aussage finden, dass es eine altersbedingte Abnutzungserscheinung ist, doch die Krankheit tritt gehäuft im Alter auf, weil der Körper über Jahre „zugemüllt und misshandelt" worden ist. Deswegen sollte man nicht gleich verzweifeln, wenn man die Diagnose gestellt bekommt, denn der Krankheitsverlauf lässt sich gut beeinflussen. Was ich persönlich sehr traurig finde und was sich in einigen Gesprächen mit Menschen herauskristallisierte, ist, dass oft nur Symptome, nicht aber die eigentlichen Ursachen behandelt werden. Und so gab ich Birgit einige Tipps für ihre Erkrankung. Wichtig war erst einmal, für eine Entsäuerung des Körpers zu sorgen, da der Körper voll mit Schlacken- und Giftstoffen war. Doch woher können diese Stoffe kommen? Zum einen aus dem übermäßigen

Verzehr von Fertigprodukten und gesüßten Lebensmitteln, aber auch durch Stress, Alkohol und Nikotin. Das schwefelhaltige Produkt war daher auch für ihre Entsäuerung optimal. Nach diesem ersten und sehr wichtigen Schritt ist eine Vorsorge für die Zukunft sehr wichtig. Die über Jahre vernachlässigten und belasteten Zellen müssen nun optimal geschützt werden. Und da ich selber regelmäßig das Produkt mit den Antioxidantien nahm und merkte, wie sehr es meinen Körper, meine Haut und mein Wohlbefinden stärkte, erzählte ich Birgit auch davon ausführlich und beantwortete all ihre Fragen. Zusätzlich zu der Versorgung ist eine generelle Nahrungsumstellung bei dieser Krankheit unumgänglich. Viel Wasser oder Tee, viele frische Lebensmittel sowie Salate, Blattgemüse oder Obst. Für die akute Verbesserung empfahl ich Birgit erst einmal auf tierisches Eiweiß und Fette zu verzichten. Das bedeutet für sie keine Eier, Milchprodukte, Fisch oder Fleisch. Und darauf sollten wir alle einmal achten. Da die Meinung weit verbreitet ist, dass tierisches Eiweiß gut für unsere Gesundheit ist, essen wir viel zu viel davon und bekommen schnell einen Überschuss, den unser Körper nicht abbauen kann. Es kommt zu einer Übersäuerung und zu Ablagerungen im Körper und dies wiederum fördert den Ausbruch von verschiedenen Krankheiten (Krebs, Herzinfarkt, Rheuma, Arthrose,

Gicht,...). Daher sollten wir alle öfter mal auf pflanzliches Eiweiß zurückgreifen, die man in Hülsenfrüchte, Nüssen, Getreide oder Sprossen findet. Stellt man seine Ernährung nun um, können krankmachende Eiweißablagerungen sogar wieder abgebaut werden.

Birgit fand meine Empfehlungen so interessant, dass sie unbedingt mehr erfahren wollte. Und so stellte ich den beiden verschiedene Übersichten zusammen, schickte ihr Links und bot ihr meine Unterstützung an. Und bereits einige Tage später sah ich, dass sich Birgit ein Benutzerkonto angelegt und sich verschiedene Produkte bestellt hatte. Ich war wirklich sehr gespannt, welche eigenen Erfahrungen sie machen wird und wartete auf ihr erstes Lebenszeichen nach Beginn. Die ersten Tage hörte ich nichts von den beiden und da ich selbst mit Arbeit voll ausgelastet war, wartete ich erst einmal ab. Nach zwei Wochen bekam ich dann den ersehnten Anruf.

Hallo Josi, ich wollte mich mal bei dir melden und dir sagen, dass Franzi total happy ist. Ich schicke dir gleich mal ein paar Fotos. Dass man schon nach so kurzer Zeit derartige Erfolge und Verbesserungen erkennen kann, haut mich wirklich vom Hocker. Ich bin so froh, dass ich dich um Hilfe bat. Auf jeden Fall wird Franzi die Produkte erst einmal weiternehmen, denn sie hat seit Tagen keinen Juckreiz mehr. Zu meiner Arthrose kann ich momentan noch nicht viel sagen. Aber auch ich habe deine Empfehlung angenommen und mir die Produkte bestellt. Und zusätzlich habe ich mir einen speziellen Ernährungsplan für Arthrose-Patienten zusammengestellt. Es ist nicht immer einfach, aber mein Gesundheit ist es mir wert. Ich denke, dass ich erst einmal abwarten muss. Die Beschwerden beim Laufen habe ich seit einigen Tagen nicht mehr und ich würde mich sehr freuen, wenn das auch so bleibt und sich nicht wieder verschlimmert. Und dann habe ich auch noch gelesen, dass das Produkt mit der Schwefelverbindung ja auch noch eine entzündungshemmende Wirkung hat, vielleicht habe ich ja endlich eine gesunde Lösung für meine Beschwerden gefunden und muss keine Schmerztabletten mehr nehmen? Vielen Dank noch einmal für deine Unterstützung, ich halte dich auf jeden Fall auf dem Laufenden.

Ich freute mich sehr, dass beide schon nach so kurzer Zeit Erfolge hatten und begleitete sie auch in den nächsten Wochen und Monaten. Beide Krankheitsbilder haben sich dank der zusätzlichen Versorgung und der persönlichen Lebensstilumstellung deutlich verbessert und beide haben ein ganz neues Selbstwertgefühl bekommen.

Robert –
ein Mann mit einer schlimmen Kindheit

Bisher beschränkte sich der Großteil meiner Arbeit auf den Familien- und Freundeskreis. Immer wieder meldeten sich einige per Nachricht oder Mail und fragten mich nach Infomaterial. Die erste Zeit hatte ich wirklich sehr viel zu tun und war nur noch am Kommunizieren, Lesen oder Begleitheftchen erstellen. Aber es machte mir unheimlich viel Spaß und das war die Hauptsache. Doch ich wollte viel mehr Menschen erreichen. Wollte so vielen wie nur möglich von dieser tollen Möglichkeit erzählen und sie dabei unterstützen. Und so erstellte ich eines Abends im Bett eine kleine kostenlose Anzeige mit dem Angebot, Informationsmaterial und Erfahrungsbilder von mir zu erhalten, als Unterstützer und Ansprechpartner vor, während und nach der Kur da zu sein und ihnen die Möglichkeit von der Refinanzierung aufzuzeigen. Ich wusste nicht, ob diese Anzeige etwas bringen würde, doch ich wollte es unbedingt einmal ausprobieren. Und kaum hatte ich sie abgeschickt und sah sie online, bekam ich auch die ersten Nachrichten über mein Emailpostfach. Es gab wirklich Menschen, die sich sehr für dieses Thema interessierten und unbedingt mehr erfahren wollten. Und es waren nicht nur Frauen dabei, die ihre kleinen Fettpölsterchen los haben wollten, sondern auch Männer, die unter ihren Figurproblemen sehr gelitten hatten. Ein Mann zum Beispiel war schon von klein auf an pummelig. Er schrieb mir, dass er seinen Eltern die Schuld an seiner jetzigen Figur und Situation gab, da sie ihn schon im Kindesalter so ernährt hatten, wie sich selber. Und das war vor allem fettig, in großen Mengen und vollkommen ungesund. Doch als Kind konnte er sich nicht wehren. Er musste essen was auf den Teller kam, sonst wurde das kurze Spielen vor dem Schlafen verboten. Und so aß er und aß er und aß er. Bis er irgendwann nur noch in den Übergrößenladen gehen konnte und ihn alte Sachen nicht mehr passten. Es reichte ihm. Er fühlte sich unwohl in seiner Haut und niemand war da, der ihm bei seinem Traum schlank zu sein, wirklich helfen konnte. Er wollte nicht mehr dick sein und beschloss für sich selber, gegen seine Kilos anzugehen. Natürlich folgten Diäten, Sporteinheiten und halbwegs gesunde Ernährung, doch wenn er mal 5 Kilo abgenommen hatte, waren sie einige Wochen später wieder auf seinen Hüften. Oft auch doppelt und dreifach. Seine Frustration stieg ins Unermessliche und er dachte schon lange nicht mehr an ein Wunder. Als er mir das erste Mal seine Situation schilderte, fragte er mich, warum Eltern ihren Kindern so etwas antun müssen? Warum sich Eltern keine Gedanken um ihre Kinder machen würden? Er wurde in der Schule gehänselt, wurde herum geschubst und beschimpft. Ausdrücke wie fette Sau, Panzer und Hängebauchschwein waren an der Tagesordnung. Doch als er jung war, hat er nicht verstanden, warum seine Klassenkameraden so gemein zu ihm waren. Er hat doch nichts Schlimmes gemacht, er hat doch zu Hause einfach nur gegessen. Doch jetzt wollte er nicht nur seine Pfunde verlieren, sondern auch sein Trauma von früher überwinden. Sein Schicksal ging mir besonders ans Herz und ich war gespannt, was er zu den Infomaterialien sagen würde. Sofort schickte er mir seine Emailadresse und ich ihm alles, was ich zur Stoffwechselkur und zu den Produkten hatte.

Erst am nächsten Tag bekam ich eine Antwort von ihm. Er hat sich alle Artikel, das Begleitheft und die Internetseite genau angeguckt und viel gelesen, und er war von Anfang an überzeugt, dass er endlich Erfolg haben könnte. Noch am selben Tag erstellte er ein Mitgliedskonto und bestellte sich das Vitalstoffpaket. Außerdem schickte er mir ein stolzes Foto mit den homöopathischen Mittel aus der Apotheke und schrieb dazu:

Auf ein ganz neues Leben. Danke für diese Chance. Du kamst genau zur richtigen Zeit Josi.

Egal wie vielen Menschen ich bereits helfen konnte und wie oft ich ein Dankeschön erhalten habe, jede Geschichte ging mir ans Herz und ich freute mich auf die nächsten Wochen und auf die ersten Erfolge.

Robert meldete sich bereits nach den ersten Tagen und schickte mir ein Foto von seinem Hosenbund. Und obwohl er sich in der ersten Woche der Kur befand, konnte man schon eine echte Veränderung erkennen. 4 Kilo waren verschwunden und man merkte wie happy er jetzt schon war. Zwischen Hosenbund und seinem Bauch war plötzlich wieder Platz, er fühlte sich grandios, hatte keinen Hunger und überhaupt keine Probleme mit der Nahrungsumstellung. Ganz im Gegenteil, manchmal musste ich ihn etwas bremsen, weil er so euphorisch war. Doch ich freute mich wahnsinnig über seine Erfolge und texte noch einige Minuten mit ihm hin und her. Über eine Nachricht musste ich besonders lachen:

Jetzt weiß ich auch, warum diese Kur Stoffwechselkur heißt, weil man in nichts mehr reinpasst und sich neue Sachen kaufen, also Stoffe wechseln muss.

Genau diese Einstellung brauchte man auch. Und für Robert war es nach all den Jahren eine Befreiung von seinem Trauma und seinen Eltern, die ihn zu dem machten, was er viele Jahre war. Ein einsamer, dicker und trauriger Mann ohne Perspektiven.

Nach weiteren drei Wochen und vielen Nachrichten hatte er dann sage und schreibe 13 Kilo verloren, hatte mit Sport angefangen und ernährte sich völlig gesund.

Ihm fiel auf, dass er auch nach der Kur gar keinen Appetit mehr auf ungesundes Zeug hatte und oft schon nach einer kleinen Mahlzeit stundenlang satt war. Er hatte sich ein spezielles Kochbuch gekauft und genoss sein Leben in vollen Zügen. Außerdem konnte er endlich wieder über einen längeren Zeitraum ohne Schmerzen spazieren gehen und die frische Luft genießen. Mir gestand er, dass er noch lange nicht sein Traumgewicht erreicht hat und deshalb die Kur auf jeden Fall wiederholen möchte, doch das war auch völlig in Ordnung. Wer diesen ersten Schritt getan hat und dieser Kur und den Produkten eine Chance gibt, wird nicht enttäuscht. 13 Kilo in vier Wochen zu verlieren und das auch noch auf völlig gesunder und natürlicher Weise, war für ihn faszinierend und daher wollte er mehr. Er wollte endlich der junge Mann sein, den er sich immer gewünscht hatte und dabei unterstützte ich ihn so gut ich konnte.

Infoabend im Sportstudio

Unser nächster Infoabend im Sportstudio stand an und ich setzte mich vorher noch einmal mit meiner Freundin auseinander um alle Einzelheiten zu besprechen. Sie erzählte mir, dass viele von den Interessenten in Einzelgesprächen zu ihr kamen und sich informieren wollten. Sofort schrieb sie diese in eine Liste ein und erzählte ihnen, dass ich zum Infoabend vorbeikommen werde. Als der Tag heran war, saßen 15 Menschen vor mir und waren schon sehr gespannt, was sie alles Neue erfahren werden. Sie hatten sich bereits Fragen auf kleinen Zetteln notiert und wollten vieles über die Stoffwechselkur, über die Produkte und den Ablauf wissen. Ich fand es wirklich toll, dass sich diese Menschen zusammengefunden hatten. Von Woche zu Woche wurden es immer mehr. Und je mehr Menschen eigene Erfahrungen machten und mit der Kur erfolgreich und glücklich waren, umso mehr Anfragen und Zuspruch bekam ich.

Nachdem ich mich vorgestellt und meine persönliche Geschichte erzählt hatte, alberten wir ein wenig rum. Wir sprachen über Diätversuche und Erfahrungen, über den Jo-Jo-Effekt und gesundes Essverhalten. Außerdem zeigte ich den überwiegend weiblichen Gästen wo ihr Chipsmuskel und ihre tote Katze zu finden waren und brach so das Eis zwischen uns. Wir lachten viel und hatten sichtlich Spaß. Nachdem ich über normale Diäten philosophiert hatte, zeigte ich auf dem großen Flatscreen an der Wand einige Erfahrungsbilder von anderen Menschen. Und so wie in den anderen Veranstaltungen, ging auch hier ein Raunen durch die Reihen, gepaart mit ungläubigen Gelächter und offenen Mündern. Einige saßen nur da und wollten ihren Augen nicht trauen, andere stupsten ihren Sitznachbar an und zeigten mit dem Finger nach vorne auf das Bild. Diese Gesichter ließen mich immer schmunzeln und die Reaktionen waren keinesfalls neu für mich. Und so machte es noch viel mehr Spaß, den Gästen von den Abläufen zu erzählen, ihnen die Produkte näher zu erläutern und die Hintergründe dieser Kur zu erklären. Ab und zu kam eine kurze Frage aus dem Publikum, die aber schnell geklärt werden konnte. Ansonsten habe ich es immer so gehandhabt, dass ich komplizierte Fragen ans Ende meines Vortrags gestellt habe. Meistens wurden die dann schon im Laufe der Präsentation geklärt und alle konnten bis zum Schluss aufmerksam zuhören.

Auch an diesem Abend hatte ich einen guten Freund mitgebracht, der diese Kur bereits zusammen mit seiner Freundin gemacht hatte und seit gut 3 Wochen damit fertig war. Zusammen guckten wir uns nicht nur seine Bilder, sondern auch seine Gewichtstabelle an und die Gäste konnten all ihre offenen Fragen direkt an Marcus stellen. Ich muss dazu sagen, dass Marcus schon immer sportlich war. Seit einer gewissen Zeit hatte er mit dem Rauchen aufgehört und seine Ernährung umgestellt. Und das sah man auch an seinen Bildern. Er war nicht dick, ist 1,90 Meter groß und hatte bereits vor der Kur eine gute Figur. Doch trotz Sport und gesunder Ernährung hatte er immer noch die kleinen fiesen Fettpolster am Bauch, die sogenannte tote Katze, wenn man sitzt. Und dagegen half einfach nichts. Er konnte noch so hart trainieren wie er wollte, er bekam sie einfach nicht weg. Marcus wurde durch einen Post von mir auf die Stoffwechselkur aufmerksam und hatte mich einfach angeschrieben. Er lobte meinen neuen Weg und schrieb mir, dass er meine Arbeit und die Texte seit einigen Wochen beobachtete. Über manche Kommentare von anderen Usern konnte er nur lächeln. Denn besonders die Menschen, die sich gegen die Produkte äußerten, hatten sich erst gar nicht damit beschäftigt oder sich mit der Kur auseinandergesetzt. Doch bevor sie nach den Hintergründen fragten, glänzten sie lieber mit fundiertem Halb- bis Nichtwissen und posteten ihren Unmut stolz in der Öffentlichkeit. Es war eine wahre Freude sich mit Martin darüber auszutauschen. Er hatte wirklich viel Ahnung von Ernährung und wollte nun etwas über Ergänzungsprodukte erfahren.

Ich erzählte ihm von unserer ersten Infoveranstaltung und er sagte spontan zu. So kamen Marcus und seine Freundin zu uns und das erste Mal mit der homöopathisch unterstützten Stoffwechselkur in Verbindung. Später erzählte er mir irgendwann, dass er vor diesem Abend schon etwas skeptisch war, denn er hatte Angst, dass die Produkte schlecht und nicht hochwertig wären und er unnötig Geld für Müll ausgeben würde. Doch er freute sich auf die Veranstaltung und wurde eines Besseren belehrt. Beide waren so begeistert, dass sie noch im Saal entschieden hatten, die Kur zu machen und sich das Paket zu bestellen. Und als er davon hörte, dass es sogar eine Geld-zurück-Garantie gab, war er vollends von den Produkten und dem Unternehmen überzeugt.

Alle Gäste hörten ihm aufmerksam zu, als er von seiner persönlichen Geschichte erzählte. Und genau das macht noch einmal die Arbeit mit anderen Menschen so besonders und interessant. Jeder hat seine eigene, ganz persönliche Geschichte wie er zu diesem Unternehmen und zu den Produkten kam und es spannend, wenn man diese zum ersten Mal hört.

Marcus hatte insgesamt 12 Kilo verloren, 12 Kilo reines Körperfett. Denn auf den Vergleichsbildern konnte man gut erkennen, dass er an Muskelmasse nichts einbüßen musste. Ganz im Gegenteil. Obwohl er in den drei Wochen weniger Kalorien zu sich nahm, hatte er für sein Training genug Energie und währenddessen keine Mangelerscheinungen. Und so verlor er nicht nur das krankhafte Fett an seinen Problemzonen, sondern konnte zusätzlich noch weitere Muskeln aufbauen. Und welcher Mann wäre da nicht stolz auf sich? Die Frauen waren wie verzaubert und hörten ihm aufmerksam zu. Einige stellten immer mal wieder Fragen zum Ablauf und zu den einzelnen Lebensmitteln, doch Marcus hatte eine so beruhigende und trotzdem euphorische Art zu sprechen, dass er auch die letzten skeptischen Blicke in Begeisterung umwandelte. Und so blieben wir beide nach dem offiziellen Teil noch im Raum und standen den Interessenten zur Verfügung. Durchweg waren viele von ihnen hellauf begeistert und nahmen sich sofort das Bestellformular und einen Stift zum Ausfüllen. Jeder wollte so schnell wie möglich mit der Kur beginnen und viele sprachen sogar untereinander Termin ab, um nicht alleine zu starten. Für einen kurzen Augenblick stand ich mit einem Glas Wasser neben der Gruppe und beobachtete sie mit einem zufriedenen Lächeln einige Sekunden lang. Es fühlte sich einfach gut an und wenn man dazu noch die jetzt schon glücklichen Gesichter sah, war das ein unbeschreiblich schönes Gefühl. Vor allem bei mir fast überwiegend fremden Menschen, die mich beim Abschied plötzlich in den Arm nahmen und sich auf die kommenden Wochen freuten. Einige Tage später sah ich die ersten Anmeldungen über das Sportstudio in meiner Übersicht im Internet und die Zufriedenheit spiegelte mir auch meine Freundin Sandy, die den Infoabend organisierte und gestaltete, noch einmal bei einem Telefonat wieder. Sie war wieder von der Atmosphäre begeistert und bedankte sich bei mir und Marcus für die ausführliche Präsentation.

Und so merkte ich, dass ich immer weiter voran kam. Nicht nur bei mir in der Familie und im Freundeskreis, sondern auch bei deren Freunde und mir völlig Unbekannten. Doch wenn genau diese zuletzt genannte Gruppe Menschen, mir ihr Vertrauen schenkten und sich nach Wochen bei mir persönlich bedankten, wusste ich, warum gerade mich dieses Unternehmen gefunden und das Leben gerettet hatte. Ich war schon immer hilfsbereit, habe schon immer das Wohl der anderen in den Vordergrund gestellt und mehr Energie und Zeit in andere Schicksale gesteckt. Lange Zeit habe ich zu wenig über mein eigenes Leben nachgedacht und das ein oder andere Mal dafür die Rechnung bekommen. Doch jetzt kann ich alles miteinander verbinden. Nicht nur den persönlichen Kontakt und das Kommunizieren mit anderen Menschen, sondern auch Gesundheit, Finanzen und Erfahrungen miteinander verknüpfen. Das, was in meiner Situation am Wichtigsten war. Und genau das war mein vorbestimmter Weg. Ich sollte noch nicht gehen, sondern meine Stärken mit anderen teilen und ihnen von meinen Erfahrungen berichten, ihnen so einen neuen und gesunden Weg aufzeigen. Und das machte von Tag zu Tag und von Mensch zu Mensch mehr Spaß.

Eine starke Frau – Nina

Es wurde gerade etwas ruhiger und all meine Leute waren mit der Kur beschäftigt, als mich eine alte Freundin kontaktierte. Sie hatte erst vor einigen Monaten ihre Tochter zur Welt gebracht und war mit ihrem Körper sehr unzufrieden. Ich kannte sie seit einigen Jahren, sie war immer rank und schlank und achtete stets auf ihr Aussehen. Sie war ein Sonnenschein, der alle zum Lachen brachte und auf Partys oft im Mittelpunkt stand. Ich mochte sie schon damals und auch bis heute ungemein. Als sie mich anschrieb, erzählte sie mir von ihrer Schwangerschaft und ihren Problemzonen. Natürlich ist es nach 9 Monaten unheimlich schwer, die Kilos wieder herunter zu bekommen und daher wollte sie mehr von der Kur erfahren. Wir verabredeten uns nach langem Hin und Her zu einem Kaffee im Café und sie warnte mich schon vorher vor, dass sie nicht mehr die Nina ist, die sie einmal war. Doch als ich sie sah, waren ihre Kilos nur Nebensache. Sie war immer noch bildhübsch und auch ihr neues Aussehen stand ihr unheimlich gut. Sie erzählte mir von der schwierigen Geburt und welche Komplikationen aufgetreten sind, und erklärte mir, dass sie ihre kleine Tochter nicht mehr stillen kann. Das war für mich sehr wichtig, denn die Stoffwechselkur darf nicht von Schwangeren und stillenden Müttern durchgeführt werden. Das liegt daran, dass das Kind automatisch das homöopathische Mittel aus der Muttermilch aufnimmt. Anders als die Mama, die jetzt ihre Situation mit Vital- und Mineralstoffen unterstützt, wird das Kind in den gleichen Zustand ohne Unterstützung versetzt. Dabei kommt es zu einer Unterversorgung mit Vitalstoffen und kann Mangelerscheinungen und lebensbedrohliche Situationen auslösen. Genau das wollen wir alle nicht. Und daher sage ich auch meinen Leuten immer, Stoffwechselkur jederzeit, aber nicht in der Schwangerschaft und Stillzeit. Sie war für meine offene Art dankbar, erfragte viel zur Kur und zu den Inhalten der Produkte. Ganze 2 Stunden philosophierten wir darüber, meldeten sie im Internet an und eröffneten ein Mitgliedskonto. Auch sie wollte so schnell wie möglich starten und bestellte über das Schnellbestellformular. Es war ein Donnerstag, an dem wir und trafen, bereits am Montag bekam sie das Paket und freute sich auf den Beginn der Kur.

Auch sie bestellte sich ein spezielles Buch zur Kur, legte sich mein Begleitheft parat und suchte sich Rezepte für die einzelnen Phasen heraus. Fast täglich hatte ich Nachrichten von ihr auf dem Telefon, in denen sie nach den verschiedensten Lebensmitteln fragte und um Erlaubnis bat. Doch bei vielen musste ich ihr leider sagen, dass diese erst wieder nach den drei Wochen erlaubt waren. Doch dann kam ein kurzes Lächeln und ein „Nicht so schlimm". Innerhalb von 4 Tagen hatte sie schon 2 Kilo verloren und fühlte sich anders. Nicht nur, dass die Produkte die Kurphase unterstützten und Mangelerscheinungen aus der geringen Ernährung entgegenwirkten, sie wirkten sich auf ihren kompletten Körper aus. Ihr Wohlbefinden wurde positiv beeinflusst, die Haut fing an, sich in Ruhe zu regenerieren und wieder zu straffen. Sie fühlte sich geistig fit und motiviert und hätte Bäume ausreißen können. Schon nach einer Woche war sie so begeistert, dass sie den Rest der Kur kaum abwarten konnte.

Nach über anderthalb Wochen bekam ich eine Nachricht von Nina, in der sie mir aufgeregt von ihren letzten Tagen berichtete. Sie hatte solche Angst, dass ihr Gewicht nun stagnierte und sie nichts mehr verlieren würde, dass sie sich fragend an mich wandte. Ich konnte sie aber schnell beruhigen. Auch das war ein ganz normaler Ablauf in der Kur. Der Körper ist an seinen Setpoint gekommen. Das ist sein Gedächtnis-Gewicht, eine Hürde, die er erst einmal überspringen muss. Und dafür braucht er zwei bis vier Tage. Doch danach kann es mit der Gewichtsabnahme weitergehen. Dieser Punkt wurde, wie bereits erwähnt, von Frauen und Männern unterschiedlich aufgenommen. Männer reagierten völlig entspannt über die Stagnation, Frauen dagegen bekamen immer einen kleinen Herzinfarkt und kontaktierten mich sofort. Und auch Nina stellte nach einigen Tagen fest, dass sich ihr ungutes Gefühl in Luft auflöste. Nach und nach purzelten ihre Kilos. Sie nahm weiter ab und setzte sich mit der Stoffwechselkur einen neuen Setpoint, eine neue Gewichtsmarke, auf der sich ihr Körper einpegelte. Oft postete sie im Internet von ihren Erfolgen und machte so wieder Freundinnen auf die Kur aufmerksam. Gerne nahm ich mir die Zeit und laß die Texte durch. Natürlich gab es immer noch welche, die völlig gegen dieses Konzept waren und Nahrungsergänzungsmittel verurteilten, doch viele sprachen ihr Mut und viel Erfolg zu. Und es waren sogar welche dabei, die ihr bereits im Vorfeld sagten, dass sie es selber ausprobieren werden. Und genau das ist der Mittelpunkt unserer Arbeit. Wir reden und kommunizieren mit Menschen aus unserem Umfeld, die etwas darüber erfahren möchten. Erzählen ihnen von unseren Wegen und Erfahrungen und zeigen ihnen einen neuen Weg auf. Jeder entscheidet dann für sich selber, ob er diesen dann auch gehen will oder die Entscheidung sogar noch verschiebt. Denn es gibt immer Menschen, die vom ersten Moment Feuer und Flamme sind, sich über die Gespräche freuen und sofort beginnen möchten. Doch es gibt auch diejenigen, die anfangs skeptisch sind. Nina hat sich getraut, diesen neuen Weg zu gehen und auch, wenn sie nach den ersten Wochen noch nicht ihr Idealgewicht erreicht hat, zweifelte sie nicht am Erfolg dieser Kur. Sie wollte es nach einer kurzen Pause ein zweites Mal versuchen, weil sie Schritt für Schritt ihrem Traum ein wenig näher kam.

Erst skeptisch – dann begeistert

Über meine Posts im Internet informierte sich auch regelmäßig eine gute Freundin und schrieb mich nach Wochen persönlich an. Sie sah immer wieder Bilder auf meiner Seite und laß sich Berichte durch, doch so richtig konnte sie nicht an den Erfolg von Nahrungsergänzungsmitteln glauben. Auch sie gehörte zu der Gruppe von Interessenten, die sehr skeptisch waren. Wir schrieben eine ganze Weile hin und her, sie hatte viele Fragen und ich berichtete ihr von meinen vielen Erfahrungen. Sie hatte in der Vergangenheit so einige negative Erfahrungen gemacht, musste über einen langen Zeitraum Cortison zu sich nehmen und hat dadurch über 14 Kilo zugenommen. Sie war sehr unzufrieden mit sich und ihrem Körper, konnte sich aber nicht durchringen, ihrem Körper spontan etwas Gutes zu tun. Sie vertraute den Produkten nicht und wollte erst einmal nur Infomaterial von mir. Es vergingen einige Tage nachdem wir uns wieder über das Thema austauschten und sie mir berichtete, dass sie sich auch parallel im Internet schlau gemacht hat. Sie konnte und wollte gar nicht glauben, dass man seinem Körper so etwas unheimlich Gutes damit tun kann. Und dann erzählte sie mir von ihren Recherchen im Internet. Sie stieß auf verschiedenste Artikel und Aussagen. Einige waren begeistert, andere warnten davor. Doch je mehr sie laß und stöberte, umso schneller merkte sie, dass die negativen Stimmen durchweg von Menschen kamen, die gar nicht selber die Kur oder die verschiedensten Produkte ausprobiert hatten, sondern von Anfang an dagegen waren.

„Nahrungsergänzungsmittel sind Schwachsinn, alles nur Geldmacherei, Produkte viel zu teuer oder schnelle Gewichtsabnahme ist ungesund.", konnte sie auf verschiedenen Seiten lesen. Doch bevor sie wirklich darüber urteilen wollte und konnte, musste sie es selber ausprobieren.

Wochenlang gingen unsere Nachrichten hin und her und sie war immer noch nicht vollkommen überzeugt davon. Dabei war mir besonders wichtig, für sie als Ansprechpartnerin und Unterstützerin da zu sein, sie aber nicht zu ihrem Glück zwingen zu wollen. Ich bot ihr an, dass sie uns in der Gruppe einmal bei einem Treffen besucht, doch sie hatte wenig Zeit. Und so meldete ich mich einige Tage wieder nicht, um ihr nicht das Gefühl zu geben, sie unter Druck setzen zu wollen. Und plötzlich fragte sie mich nach dem Ablauf der Anmeldung, füllte das Anmeldeformular im Internet aus, gab meine PIN ein und legte sich Konto an. Doch dann kam wieder der

Rückzieher und die vielen Fragen im Kopf. Sie wollte unbedingt etwas verändern, doch wagte diesen Schritt einfach nicht. So ging es noch eine ganze Weile, doch ich hatte vollstes Verständnis dafür. Jeder Mensch und neue Partner kann jederzeit entscheiden, ob er etwas für sich macht oder nicht. Und als ich schon gar nicht mehr damit gerechnet habe, schrieb sie mich an und erzählte mir, dass sie sich das komplette Paket nun bestellt hatte. Manchmal brauchen die Dinge einfach ihre Zeit. Und so wurde aus einer Noch-nicht-Interessentin, ein neuer Partner im Team. Nun konnte sie sich zu 100% auf die Kur konzentrieren und zählte die Tage bis zum Beginn.

Ein anderer Beweggrund für ihre Entscheidung zur Kur und zu den Produkten, war die Verdienstmöglichkeit bei Weiterempfehlungen im Unternehmen. Denn während sie mit sich zweifelte, studierte sie immer wieder die Internetseite des Unternehmens. Und während sie mir schrieb, dass sie bestellt hatte, fragte sie auch gleich nach dieser Möglichkeit:

So, nun habe ich das mal bestellt. Wie lange dauert das dann in der Regel bis es geliefert wird? Und wenn ich das dann weiterempfehle, geb ich dann einfach die Nummer weiter, die ich jetzt bekommen habe? Habe auf der Seite nämlich gelesen, dass man sich damit auch ein paar Taler dazuverdienen kann, will aber alles ohne Druck machen. Wie mache ich das dann?

Es gab zwei Arten von Menschen in meinem Team. Die eine Gruppe wollte einfach nur ihre eigenen Produkte konsumieren und die anderen bauten sich so über Weiterempfehlung ein passives Einkommen auf. Da viele erst einmal ihre eigenen Erfahrungen machen wollten, war ich sehr überrascht, dass sie mich direkt nach dieser Möglichkeit fragte. Und so habe ich ihr folgenden Text zurückgeschrieben:

Hey Liebes, ich bin erst einmal stolz auf dich, dass du deinem Körper etwas Gutes tun möchtest. Ich stehe dir bei allen Fragen zur Seite, du kannst dich also jederzeit bei mir melden. Sollte jemand Interesse an einem Produkt haben, dann gibst du deine PIN weiter. Genau die, die dir bei Bestellung und auf der Login-Seite angezeigt wird. Ich richte dir dann den Zugang zu deinem Teambereich ein, dann hast du alle Teammitglieder auf einem Blick.

Ja, wenn es dann soweit ist, wäre es echt schön, wenn du mir bei der Handhabung behilflich sein könntest, um bestmögliche Ergebnisse zu erzielen. Und auch bei der Durchführung der Stoffwechselkur hätte ich noch die ein oder andere Frage.

Na klaro. Das Begleitheft habe ich dir ja schon einmal geschickt. Heute habe ich um 18 Uhr noch einmal einen Infoabend im Sportstudio. Aber wir können uns auch gerne mal alleine auf einen Kaffee treffen. Du wirst sehen, dass dich deine Freunde und Kunden ganz von alleine auf deinen Erfolg ansprechen werden. Denn du hast gute Voraussetzungen mit der Kur 5-10 Kilo zu verlieren. Und dann wirst du sehen, dass nicht nur das Empfehlen, sondern auch das Sprechen über die Kur und deine Erfahrungen unheimlich viel Spaß macht.

Einige Tage später bekam sie das Paket mit den hochwertigen Nahrungsergänzungsmitteln, besorgte sich die Globulis aus der Apotheke und legte sich das Begleitheft zurecht. Voller Vorfreude begann sie die Kur mit den zwei Ladetagen, in denen sie noch einmal richtig schlemmen konnte und startete in die Kurphase. In den ersten Tagen verlor sie auch ganze 3 Kilo, doch mit einer Sache hatte sie ihre Probleme. Sie bekam Heißhungerattacken und musste an den Keksen von ihrem Sohn immer schnell vorbei schleichen. Daher wandte sie sich fragend an mich, was sie dagegen tun könnte. Und so erklärte ich ihr erst einmal, wodurch Heißhungerattacken verursacht werden. Wenn wir vermehrt Nahrungsmittel zu uns nehmen, die gesüßt sind oder Weißmehl enthalten, steigt unser Blutzuckerspiegel schnell an und wir fühlen uns gesättigt. Doch diese Lebensmittel halten uns nicht lange satt und somit sinkt der Blutzuckerspiegel genauso schnell wie er vorher gestiegen ist. Dies beschert uns die Heißhungerattacken und das Verlangen nach Süßem. Wenn wir also im Vorfeld über unsere Ernährung nachdenken, können wir solche Attacken umgehen. Weniger gesüßte Lebensmittel, Weißmehlprodukte, Chips und Limonaden, dafür mehr Fisch, Fleisch oder Gemüse. Auch diese lassen den Blutzuckerspiegel in unserem Körper ansteigen, doch nur sehr langsam und so fahren wir nicht ständig Achterbahn. Außerdem sollte man Heißhungerattacken mit viel Wasser bekämpfen, denn oft verwechseln wir auch Durst mit Hunger.

Jenice war erleichtert, dass sie ihren letzten Heißhungerattacken so gut ohne weitere Füllstoffe überstanden hat. Sie hatte mittlerweile 5 Kilo verloren, befand sich in der zweiten Woche der Kur und nahm jeden Rat dankbar an. Sie wollte 10 Kilo abnehmen, das war ihr größtes Ziel und sie hatte schon im Vorfeld ihre Ernährung umgestellt. Jetzt rächte sich aber der Körper für die vorher ungesunde Ernährung, doch sie blieb stark und zog die Kur und auch die nachhaltige Umstellung durch. Einige Wochen später wurde sie dafür belohnt, sie erreichte ihr Idealgewicht und hilft seitdem andere Menschen auf diesem Weg. Denn sie hat für sich erkannt, dass die hochwertigen Produkte ihr eine ganz neue Lebensqualität geschenkt hatten und wollte auch in Zukunft nicht darauf verzichten. Sie bestellte sich seitdem monatlich ihre Produkte und konnte sich diese durch Gespräche mit ihren Kunden refinanzieren. Zuerst suchte sie lange nach dem Haken an der ganzen Sache, doch der blieb bis heute aus. Sie fand es einfach grandios, denn so konnte sie nicht nur sich selbst helfen und ihren Körper optimal versorgen, sondern auch anderen Menschen eine neue gesundheitliche, soziale und finanzielle Perspektive aufzeigen. Und sie hatte genauso viel Spaß daran, wie viele meiner anderen Menschen im Team. Denn so konnte man ganz einfach eigene Erfahrungen, von denen man sowieso gerne berichtete, mit einem eigenen Einkommen verbinden. Und wer würde nein dazu sagen, wenn man schon jetzt für seine Empfehlungen einen kleinen Bonus erhalten würde? Wie oft empfehlen wir unseren Liebsten Dinge aus dem alltäglichen Leben? Zum Beispiel einen guten Film, ein neues Restaurant in der Stadt oder ein tolles Rezept für einen Abend zu zweit. Wenn wir gute Erfahrungen gemacht haben, reden wir gerne darüber. Und das ist bei uns nicht anders. Am Anfang des Buches schrieb ich über meine Hautprobleme und dass mir keiner richtig helfen konnte. Und jetzt können sich alle vorstellen, wie sehr ich mich gefreut habe, als das Produkt endlich meine offenen Stellen verheilt hat und die Haut sichtbar glatter wurde. Das hat man mir nicht nur angesehen, denn ich habe von Innen heraus gestrahlt, sondern ich habe ständig darüber gesprochen. Ich wollte es am liebsten der ganzen Welt erzählen, so begeistert war ich davon.

Und das genau macht unsere Arbeit aus. Bei uns stehen zuerst der Mensch und die Kommunikation im Vordergrund. Denn während wir anderen von unserer Geschichte erzählen, merken wir, ob wir auf Interesse stoßen oder nicht. Doch warum sollten wir nicht gerade unseren Liebsten und Freunden etwas Gutes tun wollen. Das Interesse kann dann verschiedenster Natur sein. Entweder hat unser Gegenüber das Gleiche erlebt oder kennt jemanden, der dringend Hilfe benötigt. Und das kann im gesundheitlichen, sozialen oder finanziellen Bereich sein.

So habe ich in der ganzen Zeit Menschen kennengelernt, die auch unter Hautproblemen leiden mussten oder an einer Schilddrüsenfehlfunktion erkrankt sind. So konnten wir uns natürlich eins zu eins über den Verlauf austauschen und ich erzählte ihnen von meinem gesundheitlichen Weg. Und dann habe ich Menschen kennengelernt, die sich seit einiger Zeit zurückgezogen hatten. Meistens kamen die Kontakte über das Internet zustande und wir schrieben eine ganze Weile hin und her. Diese Menschen interessierten sich primär für den sozialen Bereich, denn man konnte Gleichgesinnte treffen und sich mit ihnen unterhalten und viele neue Freundschaften schließen. Und dann gab es einen weiteren, den finanziellen Bereich bei Menschen, die sich arbeitstechnisch umorientieren wollten. Die über einen längeren Zeitraum unzufrieden waren und im Empfehlungsmarketing eine neue Chance sahen. Diese bauten sich nach und nach ein passives Einkommen auf und konnten so für ihre Rente vorsorgen. Und einige von ihnen konnten später sogar komplett davon leben und haben ihr altes Leben an den Nagel gehängt.

Alles war möglich, doch nichts musste. Und so habe ich bis heute verschiedene Arten von Menschen im Team. Diejenigen, die einfach nur monatlich ihre Produkte konsumieren wollen und diejenigen, die ihren Mitmenschen helfen wollen und ihre Erfahrungen gerne weitergeben.

Das persönliche Warum

Gerne erkläre ich euch diese Bereiche noch einmal in einem extra Kapitel. Jeder Mensch benötigt für eine Veränderung in seinem Leben ein Warum, um dann auch bestmögliche Ergebnisse zu erzielen und seine Wünsche zu verwirklichen. Vor allem brauchen viele von uns immer einen kleinen Arschtritt, um sich einmal Gedanken über ihr bisheriges Leben zu machen.

So habe ich bei meinen Gesprächen mit den vielen unterschiedlichen Menschen ganz individuelle Geschichten gehört und verschiedene Faktoren der Motivation kennengelernt, die ich euch noch einmal gliedern möchte.

1. Das gesundheitliche Warum

Viele Menschen, die ich auf meinem Weg kennenlernen durfte, hatten gesundheitliche Probleme. Sie hatten Übergewicht, mussten starke Medikamente nehmen oder rannten von einem Arzt zum anderen. Sie kamen mit dem Wunsch zu mir, ihnen von meiner persönlichen Situation zu berichten und ihnen wertvolle Empfehlungen zu geben. Und so erzählte ich ihnen von meiner ersten Begegnung mit lifeplus und meinen Erfahrungen.

Mein persönliches Warum war ein Hautausschlag im Gesicht und auf dem Rücken, der von Tag zu Tag immer schlimmer wurde und sich vom Kratzen offene Stellen bildeten. Ich ging zum Hautarzt, war bei der Kosmetik und in der Apotheke, doch nichts und niemand konnte mir helfen. Zum Schluss sollte ich mir eine Cortisonsalbe ins Gesicht schmieren, doch das lehnte ich ab. Ich desinfizierte nur noch die offenen Stellen, um weiteren Entzündungen vorzubeugen. Eines Tages hörte ich von Freunden von der homöopathisch unterstützten Stoffwechselkur und ihren qualitativ hochwertigen Produkten und fragte nach, ob es nicht auch speziell ein Mittel für die Haut geben würde. Nachdem ich die Namen von zwei verschiedenen Produkten gesagt bekam, fingen meine Recherchen im Internet an und das was ich sah, war wirklich vielversprechend. Bisher konnte mir nichts helfen und ich hatte schon so viel ausprobiert, dass ich entschlossen war, es einfach einmal auszuprobieren. Was hatte ich schon zu verlieren? Innerhalb von 30 Tagen konnte ich das Paket zurückschicken und hätte den vollen Kaufpreis zurückerstattet bekommen. Ich erstellte also ein Konto und bestellte mir das Produkt mit dem vielversprechenden Namen und freute mich auf meinen Selbstversuch. Bereits nach etwas mehr als einer Woche konnte ich deutlich erkennen, dass mein Hautbild sichtbar besser wurde. Der Juckreiz war verschwunden und auch die offenen Stellen verheilten von Innen heraus. Ich dokumentierte meine Ergebnisse auf Fotos und konnte meinen Augen kaum glauben. Nach etwa drei Wochen waren die großen Stellen verschwunden, nur noch wenige rote Stellen durchzogen meine Schultern und viele sprachen mich auf meine glatte Haut an. Denn besonders meinen Freunden ist die plötzliche Veränderung aufgefallen und sie wollten mehr darüber erfahren. Ich erzählte ihnen dann nur von meinen Erfahrungen und wie glücklich ich nun wieder war. Und da ich nur so vor Euphorie strahlte, wollten viele darüber mehr erfahren. Alles was ich dann getan habe, war über meine Erfahrungen zu sprechen und anderen Menschen die qualitativ hochwertigen Produkte näher zu bringen.

Die Zufriedenheit meiner Freunde kam dann von ganz alleine.

2. Das finanzielle Warum

Oft entstand dieses Warum erst aus den eigenen Erfahrungen mit den Produkten. Überwiegend betreue ich Menschen bei der Durchführung der homöopathisch unterstützten Stoffwechselkur und stehe ihnen mit Rat und Tat zur Seite. Da meine Partner durchweg so grandiose Erfolge erzielen konnten und im Durchschnitt 6-12 Kilo verloren haben, sprachen sie natürlich gerne mit ihrem Umfeld darüber. Viele wurden auch von ganz alleine darauf angesprochen und erzählten wiederum anderen Menschen von ihren Weg zu lifeplus und den hochwertigen Produkten. Und da dieses Konzept darauf ausgelegt ist, anderen Menschen zu helfen, ihnen eine neue Perspektive zu zeigen und mit ihnen zu kommunizieren, wird jeder Partner für seine Empfehlung belohnt. Alles kann, doch nichts muss. Doch so habe ich auch Menschen in meinem Team, die sich mit diesem gesunden Konzept Schritt für Schritt ein passives Einkommen aufgebaut haben. Ob nun im kleinen Rahmen, um sich ihr eigenes Produkt zu refinanzieren oder im großen, um sich so Wünsche zu erfüllen oder sich später ihre Rente aufzubessern.

Und auch das war mein zweites persönliches Warum. Nachdem ich merkte, dass mich viele Menschen auf meine Erfolge ansprachen und selber Hilfe suchten, habe ich es mir zur Aufgabe gemacht, ihnen zur Seite zu stehen. Das war aber auch schon vorher so, ich bin vom Sternzeichen her Fische und sowieso auf das Wohl anderer Menschen bedacht. Und daher konnte ich Gesundes mit Finanziellem verbinden. Ich habe noch viele Jahre bis zu meiner Rente und werde von diesem System nichts mehr an Zahlungen bekommen. Doch was mache ich dann? Ich komme selber aus der Finanzbranche und weiß, dass die vielen Vorsorgen wie Versicherungen, Fonds,... später nur 3,50€ für mich abwerfen werden und ich wahrscheinlich einer von vielen sein werde, die unter Altersarmut leiden müssen. Und das wollte ich nicht.

Mit dem Konzept von lifeplus ist es möglich sich ein passives Einkommen aufzubauen, welches altersmäßig nicht begrenzt und sogar vererbbar ist. Und so habe ich Menschen aus verschiedensten Branchen kennengelernt, die ihr altes Leben hinter sich gelassen haben und sich Dank dieser Möglichkeit all ihre Wünsche und Träume erfüllt haben. Und das waren Menschen wie du und ich, von der Hausfrau bis zum Manager.

3. Das soziale Warum

Dieses Warum ist meistens eine Kombination aus den anderen zwei Faktoren. Denn habe ich eigene gesundheitliche Erfolge, spreche ich mit meiner Familie und meinen Freunden darüber und gebe meine Erfahrungen weiter. Kombiniere ich das wiederum mit dem finanziellen Warum, baue ich Schritt für Schritt ein Team auf, das sich regelmäßig zum Erfahrungsaustausch trifft und miteinander kommuniziert. Partner werden zu Freunden und bringen wiederum neue Menschen mit dazu, die das Team weiter wachsen lassen. Und eines der Grundbedürfnisse des Menschen ist einfach Geselligkeit. Wir brauchen Menschen um uns herum und wollen miteinander sprechen, warum soll es nicht über dieses fantastische Konzept sein?! ☺

Um selber herauszufinden, was euer persönliches Warum sein könnte, um die Skepsis abzulegen und sich für einen neuen Weg zu entscheiden, stelle ich euch gerne ein paar Fragen:

- Habt ihr einen anstrengenden Job und denkt oft darüber nach, einfach alles hinzuschmeißen?
- Möchtet ihr gerne Privates mit Beruflichem unter einen Hut bekommen?
- Seid ihr seit längerer Zeit unzufrieden im Job oder habt Ärger mit den Kollegen?
- Wollt ihr lieber mit Menschen zusammenarbeiten und ihnen helfen, anstatt den ganzen Tag im Büro zu sitzen?
- Möchtet ihr gerne in eurem Unternehmen noch weiter aufzusteigen, doch es gibt keine Möglichkeit dazu?
- Wollt ihr irgendwann soviel Geld verdienen, dass ihr ein glückliches Leben führen könnt, ohne dabei hunderte von Überstunden machen zu müssen?
- Möchtet ihr selber über euer Glück und euer Leben entscheiden können?
- Habt ihr Spaß daran mit anderen zu kommunizieren und eure Erfahrungen weiterzugeben?

- Habt ihr es leid, immer auf andere Menschen hören oder ständig nach ihrer Pfeife tanzen zu müssen?
- Möchtet ihr gerne all eure Wünsche, Träume und Ziele verwirklichen?
- Könnt ihr euch vorstellen, mit eurem jetzigen Engagement finanziell schon etwas für die Zukunft zu tun bzw. ein Einkommen aufzubauen, welches ihr an eure Kinder vererben könnt?

Wenn ihr die Fragen überwiegend mit Ja beantwortet habt, dann wird es höchste Zeit sich mit den verschiedenen Themen auseinanderzusetzen. Gerne stehe ich euch bei allen Fragen zur Verfügung.

Die Fragen, die mich komplett von einem neuen Weg überzeugt haben, waren:

Stell dir vor, du verlierst deine Arbeit, wirst krank oder dein Unternehmen muss schließen. Würdest du trotzdem weiterhin Geld verdienen?

Oder was ist in einigen Jahren? Wenn du über deine Rente nachdenkst. Was meinst du, was du wirklich zum Leben monatlich vom Staat überwiesen bekommst?

Wäre es dann nicht schön zu wissen, dass du jeden Monat ein passives Einkommen erhälst, das jeden Monat auch noch steigen könnte?

Viele meiner Partner im höheren Alter haben sich darüber geärgert, von diesem Konzept erst jetzt gehört zu haben. Doch dafür haben sie ihre Chance nun erkannt und möchten sich ihre Rente so etwas aufbessern.

Ihr habt hier wirklich eine großartige Möglichkeit in den Händen, um euer Leben von jetzt an so zu gestalten, dass ihr alles erreichen könnt. Ihr verbindet die drei wichtigsten Themen miteinander, sorgt für eure Gesundheit vor und unterstützt andere Menschen im Team.

Für mich ist es die perfekte Lösung für ein glückliches und unabhängiges Leben.

Zwei Frauen – zwei Meinungen

Bei meinem zweiten Infoabend im Sportstudio besuchten mich auch zwei sehr gute Freundinnen und hörten sich gespannt meinen Vortrag an. Ich merkte schon während der Präsentation, dass eine von beiden das Konzept nicht wirklich ernst nehmen konnte und andauernd in den Unterlagen blätterte. Als wir uns nach dem Abend noch unterhalten haben, sagte mir Steffi, dass sie an dieses Konzept nicht wirklich glauben konnte. Sie sah zwar die Vorher-Nachher-Bilder auf der Leinwand und verstand auch den Ablauf, doch sie konnte sich den Erfolg einfach nicht vorstellen. Und da sie von der Sache nicht überzeugt war, wollte sie auch kein Geld ausgeben, um das erst einmal zu testen. Ich verstand sie und redete nicht weiter auf sie ein. Denn in der ganzen Zeit habe ich gelernt, nicht unnötig Energie in eine Sache oder in Erklärungen zu stecken. Steffi war anscheinend noch nicht soweit, doch das akzeptierte ich. Doch das Lustige an der Sache war, dass Maxi, meine andere Freundin, völlig begeistert davon war und beide miteinander diskutierten. Maxi fragte mich viel und steckte sich ein Bestellformular in ihre Tasche. Außerdem schrieb sie sich den Namen von den Globulis aus der Apotheke auf und blätterte in den Unterlagen, die ich jedem Interessenten zur Verfügung stellte. Und so standen zwei völlig unterschiedliche Freundinnen vor mir und ich musste ein wenig grinsen. Die eine, die es unbedingt ausprobieren wollte und die andere, die sich komplett dagegen verschlossen hatte. Doch mit beiden Einstellungen konnte ich leben, drückte sie zum Abschied und wartete erst einmal ab.

Maxi schrieb mir schon am nächsten Tag. Und obwohl Steffi noch einige Zeit auf sie eingeredet hatte und sie mittlerweile wieder skeptisch war, wollte sie es unbedingt ausprobieren. Doch finanziell schaffte sie es erst im nächsten Monat. Da ich keine Zeit hatte, ihre Nachrichten zu beantworten, hatte ich sie einfach angerufen. Und so wurde aus einem geplant kurzen Gespräch, ein halbstündiges Telefonat mit Klärung aller offenen Fragen. Ich freute mich wirklich sehr, dass sie noch einmal nachgehakt hat und sich nicht beeinflussen ließ. Genauso gut hätte sie den Abend auch abhaken können, doch sie versuchte schon lange nach der Schwangerschaft ihre überflüssigen Pfunde zu verlieren und das war ihr letzter Versuch. Sämtliche Diäten haben ihr nur unnötige und überflüssige Jo-Jo-Effekt-Kilos beschert und konnten ihr überhaupt nicht helfen. Seitdem war sie genauso frustriert wie viele andere Frauen nach einem gescheiterten Abnehmversuch. Ich sprach ihr Mut und Unterstützung zu und schickte ihr noch einmal alle Fakten zur Kur und Anmeldung per Mail zu.

Überrascht wurde ich jedoch zwei Wochen später von unserer gemeinsamen Freundin Steffi, die ich seit unserem Infoabend nicht mehr gehört hatte.

Motte, wie geht es dir? Ich habe jetzt lange, lange nachgedacht und würde das Ganze doch gerne mal machen mit der homöopathisch unterstützten Stoffwechselkur. Da es ja für mich auch eine stolze Summe hat, würde ich da gerne noch warten wollen bis Anfang September, wenn das okay für dich ist? Und bevor ich das Ganze starte, wollte ich noch einmal fragen, ob wir uns nochmal diesbezüglich treffen können auf einen Kaffee? Knutschaaaaa Steffi

Na da war ich komplett baff. Nie im Leben hätte ich mit so einer schnellen Reaktion gerechnet. Vor allem weil sie so gegen das ganze Konzept und gegen Nahrungsergänzungsmittel war. Doch ich habe mich natürlich sehr gefreut und antwortete ihr sofort:

Hey Maus. Ja klar, sehr gerne. Wir können uns ganz in Ruhe zusammensetzen. Hab auch gerade Urlaub und bin die ganze Zeit verfügbar. Sag mir einfach Bescheid, ich nehm mir gerne die Zeit für dich.

Wir verabredeten uns eine Woche später auf einen heißen Tee in meinem Stammcafé. Es war schön, dass sie jetzt doch noch einmal alle offenen Fragen beantwortet haben wollte und nach dem Infoabend und den eigenen Recherchen so überzeugt von der Sache war. Und auch sie hatte im Internet noch einmal von der Geld-zurück-Garantie gelesen und sich die Produkte im Einzelnen angeguckt. Doch was sie vollkommen von der Stoffwechselkur überzeugte, war der Preis. Zum einen, weil der Körper optimal mit Nährstoffen versorgt war und es im Vergleich zu anderen Produkten günstig war. Doch zum anderen, weil es für sie persönlich doch viel Geld war und sie die Kur von Anfang an richtig machen und durchziehen wollte. Auch Maxi hatten wir zu unserem kleinen Treffen eingeladen, doch sie hatte leider keinen Babysitter für den Abend gefunden. Und so saßen wir über drei Stunden auf der kleinen Insel zusammen, sprachen über erlaubte Nahrungsmittel, über die Wirkung von OPC und über das Empfehlungsmarketing. Beide Freundinnen wollten erst im nächsten Monat zusammen anfangen und ich stand auch ihnen mit Rat und Tat zur Seite.

Einige Wochen später fingen beide gemeinsam mit der Kur an und unterstützten sich gegenseitig. Das war das Beste, was man machen konnte. Denn zusammen machte das Abnehmen und der Austausch während der

Kurphase am meisten Spaß. Ich hörte wirklich sehr wenig von den beiden, da Steffi bereits sämtliche Fragen von mir beantwortet bekam, als wir uns einige Wochen zuvor zum Tee trafen und so Maxi mit Rat und Tat zur Seite stand. So einfach hatte ich es noch nie, doch trotzdem war ich, auch bei den beiden auf ihre Erfahrungen gespannt. Und da die Zeit wie im Flug verging, bekam ich nach etwa einem Monat einen ausführlichen Erfahrungsbericht.

Hallo Maus, nun sind die Tage der Kur vorbei und wir starten beide in die Stabilisierung. Wir lachen beide noch heute darüber, dass wir am Anfang so viel Angst vor der Kur hatten. Doch jetzt, als wir die schlimmsten Tage geschafft haben, sind wir super zufrieden. Ich hatte mich ja nun wirklich ausführlich mit dem Thema auseinandergesetzt, habe viele Artikel im Internet gelesen und mich noch einmal mit dir getroffen um offene Fragen beantwortet zu bekommen. Und so konnte ich Maxi während der Kurphase auch oft helfen. Doch auch sie hat mich zwischendurch immer wieder motiviert. Vor allem weil wir beide mit Beginn der Kur regelmäßig zum Sport gegangen sind und ich nicht immer so voller Elan war. Doch wir wussten beide für wen wir das alles machten und wollten es uns selber beweisen. Einige Tage nach Beginn purzelten auch schon die ersten Kilos. Ich kann dir gar nicht sagen, was das für ein unglaublich schönes Gefühl war. Ich hatte dir ja erzählt, dass ich schon so viel ausprobiert hatte und nie Erfolge zu sehen waren, jetzt sprachen mich sogar Freunde in den ersten Tagen darauf an. Von da an war ich richtig motiviert und konnte es kaum abwarten, mich jeden Tag zu wiegen. Maxi kam nach etwa sechs Tagen an ihren Setpoint an. Und wie du mir bereits im Gespräch erklärt hast, rief sie mich ganz aufgeregt an und fragte, was nun los sei. Doch ich konnte sie beruhigen und erklärte ihr alles, was ich zum Gedächtnis-Gewicht und zum Hypothalamus-Reset wusste. Und siehe da, einige Tage später ging es mit unserer Gewichtsabnahme auch weiter. Zusammen mit unseren Freunden veranstalteten wir oft Kochabende. Die Rezepte dazu suchten wir uns zunächst aus dem Internet heraus, doch dann kauften wir uns das Buch von Anne Hild und es schmeckte alles sehr lecker. Ernährungstechnisch wollen wir beide bei dieser Umstellung bleiben und nur noch bewusst Kohlenhydrate zu uns nehmen und viel mehr mit Obst und Gemüse arbeiten. Maxi berichtete mir auch von ihren tollen Hautveränderungen und dass ihre Cellulitis viel besser geworden ist. Sogar die Schwangerschaftsstreifen an ihrem Bauch sind verblasst und ihre Bauchdecke wird immer straffer. Durch den zusätzlichen Sport fühlen wir uns richtig fit und haben jetzt nach drei Wochen geniale Ergebnisse erzielt. Maxi hat ganze 9 Kilo verloren, ich bin jetzt knapp bei 7. Doch wir sind super glücklich und haben endlich einen gesunden Weg kennengelernt. Natürlich war es mit der Umstellung nicht immer einfach, ab und zu hatte kleine Hungerattacken, aber dank deinen Tipps waren die schnell wieder vorbei. Auch wenn wir beide am Anfang skeptisch waren, ich ja noch viel mehr als Maxi, könnte ich dich jetzt einfach nur umknutschen. Ich danke dir so sehr, dass du so viel Geduld und Ausdauer mit uns hattest und uns mit Rat und Tat zur Seite standst. Ich strahle einfach wieder und werde die Kur auf jeden Fall noch einmal machen, um mein Wunschgewicht zu erreichen. Jetzt geht es erst einmal in die Stabilisierung und in ein neues Leben. Vielen, vielen Dank noch einmal Motte. Herzliche Grüße Steffi

Nach solchen Nachrichten hätte ich immer vor Freude weinen können. Es war fantastisch so positives Feedback zu bekommen und Menschen ein Stück Lebensfreude zurückgeben zu können. Ich kann jedem, der sein Leben nachhaltig verändern möchte, dieses grandiose Konzept nur ans Herz legen. Es ist nicht nur gesund, sondern auch nachhaltig. Man kann es für sich alleine ausprobieren oder in der Gruppe starten und gemeinsam über seine Erfolge philosophieren. Es macht einfach unheimlich viel Spaß und man lernt viele tolle Menschen kennen.

Eine Sammlung der häufigsten Fragen zur homöopathisch unterstützen Kur

Im Laufe der letzten Wochen und Monate habe ich von meinen Interessenten viele Anfragen erhalten. Da sich die Fragen in den Gesprächen oft wiederholten, gebe ich euch gerne einen Überblick darüber und schreibe jeweils eine kurze Antwort dazu.

Eine ganz häufig gestellte Frage, die ich vor allem in den Infoabenden höre, ist:

Kommt mein Körper mit 500-700 Kilokalorien am Tag überhaupt zurecht?

Natürlich denken viele, dass eine so geringe Kalorienzufuhr am Tag überhaupt nicht möglich ist. Im Durchschnitt nehmen wir 1500-3000 kcal (Unterschiede bei Frau und Mann) pro Tag an Nahrung auf. Verringern wir jetzt diese Zufuhr, dann kann es durchaus vorkommen, dass wir nach einigen Tagen unter Mangelerscheinungen leiden. Das können Kopfschmerzen, Konzentrationsschwierigkeiten, Unwohlsein oder auch schlechte Laune sein. Doch durch die einzigartige Kombination aus 500-700 kcal und dem homöopathischen Mittel nimmt der Körper sein eigenes, krankhaftes Depotfett für die Energiegewinnung. Und durch das ausgewogene Vital- und Mineralstoffpaket ist der Körper optimal versorgt und kann die Giftstoffe leichter ausscheiden. Verzichtet man allerdings auf eine von den drei genannten Komponenten, egal ob auf das Essen, die Globulis oder die hochwertigen Produkte, setzen nicht nur die gewünschten Erfolge nicht ein, sondern man gefährdet auf Kurz oder Lang auch seine Gesundheit.

Oft verstehen meine Interessenten dann, warum es kein Problem ist, seine Nahrungsaufnahme zu reduzieren. Und anders als bei normalen Diäten, ist der Körper optimal und ausreichend versorgt. Dann höre ich aber auch oft von Interessenten folgende Aussage:

Ich bin ein absoluter Trinkmuffel. Ist soviel Trinken denn während der Kur unbedingt erforderlich?

Erst einmal sollte das Trinken bei jedem Menschen das A und O neben einer gesunden Ernährung sein. Mindestens 2 Liter Wasser am Tag sind Pflicht, um seinen Körper ausreichend zu versorgen. Denn Wasser hat wichtige Aufgaben in unserem Körper. Zum einen wirkt es bei der Lösung von Stoffen in unseren Zellen mit, es transportiert aber auch Urin, Schweiß und Blut und regelt die Temperatur unseres Körpers. Außerdem merken wir den Flüssigkeitsverlust in Form von Konzentrationsstörungen, Leistungsabfall und Unwohlsein. Daher sind 2 bis 2,5 Liter Wasser (natürlich ohne Kohlensäure) oder Kräutertee in der Kur unerlässlich. Besonders die zugeführte Flüssigkeit fördert die Ausscheidung der Giftstoffe, die sich bei Öffnung der Depotfettzelle im Körper befinden und durch die Leber verarbeitet werden. Was unbedingt vermieden werden sollte, ist der Genuss von zuckerhaltigen Getränken sowie Alkohol.

Da fällt mir ein Gespräch mit einer guten Freundin im Infogespräch ein. Ich erzählte ihr von der reduzierten Nahrungsaufnahme, von den Produkten und vom Verzicht auf Alkohol für mindestens drei Wochen. Und sie meinte:

Also Josi, das Essen macht mir überhaupt keine Angst und auch die Vitalstoffe kann ich problemlos zu mir nehmen, aber die ganze Zeit auf Alkohol verzichten?!

Mit großen Augen guckte sie mich an und nahm einen Schluck von ihrer Weinschorle. Ich lachte herzhaft und schüttelte mit dem Kopf.

Doch zurück zu unserer Frage und zur Kur. Kaffee und Tee sind erlaubt. Doch sollte man seinen Kaffee mit Milch trinken, sollte man für einige Tage darauf verzichten. Denn die Milch enthält Milchzucker und Fett, was sich negativ auf den Verlauf und die Erfolge auswirken kann. Kann man so gar nicht auf Milch verzichten, sollte man die Zugabe auf einen Teelöffel fettreduzierter Milch pro Tasse einschränken. Doch auf Zucker muss ganz verzichtet werden, hier könnte man im Notfall nur auf Stevia zurückgreifen.

Eine Freundin rief mich in der zweiten Woche an und erzählte mir, dass sie gesündigt hatte. Sie machte sich total den Kopf und bat mich um Hilfe. Sie war sehr erfolgreich mit der Kur, nahm in der ersten Woche über 4 Kilo ab und verlor 3,6cm Bauchumfang. Doch als ihr Mann eine Party feierte und sie in der Nacht wach wurde, kam sie nicht am Stück Kuchen im Kühlschrank vorbei.

Was mache ich denn nur, wenn ich gesündigt habe?

Zuerst einmal beruhigte ich sie und fing an zu lachen. So ist es nun einmal, wenn zwar der Wille stark, aber das Fleisch zu schwach ist. Doch auch wenn man einmal sündigt, ist das nicht weiter schlimm. Denn man hat sich damit nur selber bestraft, weil man sich im Ablauf um 2 bis 3 Tage zurückwirft. Sie brauchte wegen dem Ausrutscher nicht die ganze Kur abbrechen und von Vorne zu beginnen. Sie sollte aber ganz normal ihren

Ernährungsplan weiter verfolgen, viel Trinken und die Vitalstoffe nehmen. Meine Freundin merkte es natürlich auch auf ihrer Waage. Ganze 3 Tage stand ihr Gewicht und sie nahm nicht weiter ab. Das war absolut Bestrafung genug und sie ärgerte sich maßlos. Doch am 4. Tag ging es mit der Gewichtsabnahme weiter und sie war wieder glücklich. Manche Menschen brauchen so einen kleinen Dämpfer um sich noch einmal zu besinnen, dass sie die Kur für sich machen und auch erfolgreich sein wollen.

All unsere Infoabende waren immer gemischt. Wir hatten natürlich überwiegend Frauen in den Reihen zu sitzen, aber auch vermehrt Männer. Natürlich wurden die meisten von ihren Frauen zu der Veranstaltung geschliffen, doch sobald die ersten Vorher-Nachher-Bilder von Männern auf der Leinwand erschienen, guckten sie kurz auf ihr Bäuchlein, richteten sich von der Lümmelposition auf dem Stuhl auf und hörten plötzlich aufmerksam zu. Ein Phänomen, welches ich sehr oft beobachtete, aber auch immer darüber lachen musste. Und daher kam immer öfter eine Frage:

Gibt es Unterschiede zwischen Mann und Frau bei der Einnahme der homöopathischen Mittel und den Produkten aus dem Paket? Oder spielt sogar das Alter eine Rolle?

Grundsätzlich wird bei der Einnahme der Globulis und auch bei den Vitalstoffen kein Unterschied gemacht. Jeder nimmt die gleichen Mengen ein, der Körper zieht sich das heraus was er braucht und scheidet Ungebrauchtes einfach aus. Viele Menschen denken in Dosierungen, weil bei Tabletten ja auch alles vorgeschrieben ist. Doch hier geht es um ganz natürliche Produkte, die der Körper für sich verarbeitet und den Rest einfach ausscheidet. Beim Alter sollte man aber darauf achten, dass Kinder und Jugendliche diese Kur nicht unbedingt machen sollte. Da es keine Studien darüber gibt, wie sich die Kur auf das Wachstum und den Hormonhaushalt der Kinder auswirkt, rate ich meinen Interessenten davon ab. Außerdem denke ich persönlich, dass Kinder noch nicht den Umfang der Kur greifen können und empfehle meinen Interessenten bei übergewichtigen Kindern erst einmal eine Ernährungsumstellung, viel Bewegung und gesundes Trinken. Bei älteren Menschen kann die Kur aber helfen, Verbesserungen im Krankheitsbild auszulösen. So habe ich Menschen kennengelernt, bei denen sich die Kur positiv auf Arthrose, Rheuma, Diabetes oder auch Depressionen positiv ausgewirkt hat.

Besonders von Interessenten mit verschiedenen Krankheitsbildern wurde ich oft gefragt, wie es mit der Medikamenteneinnahme während der Kur aussieht.

Ich nehme Schilddrüsenmedikamente, Antidepressiva, Bluthochdrucktabletten,... Kann ich diese in der Kur weiternehmen?

Wie bereits im Buch erwähnt, sollten sich Menschen, die regelmäßig Medikamente einnehmen müssen, von ihrem Arzt während der Kur betreuen lassen. Es kann durch die Entgiftung des Körpers vorkommen, dass nach der Kur die Dosierung der Medikamente neu eingestellt werden muss. So hatte ich zum Beispiel eine Bekannte, die sich nach der Kur kein Insulin mehr spritzen musste oder eine gute Freundin, bei der das Antidepressiva abgesetzt werden konnte. Doch bitte nicht auf eigener Faust, sondern immer nach Absprache mit dem Arzt. Alle anderen, gesunden Menschen können die homöopathisch unterstützte Stoffwechselkur auch ohne Unterstützung machen. Durch das umfangreiche Vital- und Nährstoffpaket ist der Körper optimal versorgt.

Ich habe seit Beginn der Kur leichte Kopfschmerzen, ist das normal?

Ich hatte nur wenige Menschen, die unter anfänglichen Kopfschmerzen gelitten hatten. Doch auch diese können bei Beginn der Kur auftreten. Zum einen spielt uns der Blutzuckerspiegel einen Streich, weil dieser durch die reduzierte Nahrungsaufnahme absinkt. Und zum anderen öffnen sich die Depotfettzellen und schwemmen Giftstoffe in unseren Körper, die erst einmal ausgeschieden werden müssen. Meine Leute haben dann viel Flüssigkeit zu sich genommen oder auch mal 2 Tabletten mehr von den Vitalstoffen genommen. Dadurch waren die Kopfschmerzen innerhalb kürzester Zeit verschwunden.

Meine beste Freundin hat während der Kur viel Sport getrieben. Sie fuhr viel Rad, war im Sportstudio und ging Laufen. Sie hatte überhaupt keine Probleme, nur beim Tae Bo bekam sie plötzlich ein kurzes Schwindelgefühl.

Ist Sport während der Kur erlaubt?

Sport ist während der Kur überhaupt kein Problem, ganz im Gegenteil. Es steigert den Erfolg der Kur und wirkt unterstützend. Mehr Muskeln bedeutet mehr Fettverbrennung, denn in jeder einzelnen Muskelzelle befindet sich ein kleiner Verbrennungsofen. Daher haben Männer auch einen größeren Erfolg in der Kur, da sie grundsätzlich eine höhere Muskelmasse besitzen als Frauen. Jedoch sollte man in der Kur auf Extremsportarten verzichten und nicht bis in die Spitze trainieren. Der Körper wandelt das freigesetzte Depotfett in Energie um. Anders als im Normalzustand. Da diese Verarbeitung langsamer abläuft und wir keine schnelle Energiezufuhr haben, kann bei extremer Belastung ein kurzes Schwindelgefühl auftreten.

Kann es während der Kur zu Verstopfungen kommen?

Manchmal treten Verstopfungen während der Kur auf. In meinem Team kam das genau 1 Mal vor. Um Abhilfe zu schaffen, ist es wichtig viel Flüssigkeit zu trinken, Papayakerne zu kauen oder auch Äpfel ohne Schale, dafür aber mit Kernen zu essen. Ein Wundermittel ist auch Heilherde, die mit Wasser verdünnt, getrunken werden kann. Doch auch ein Produkt mit einer Schwefelverbindung haben sich meine Interessenten gleich mitbestellt, um eine komplette Darmreinigung und –sanierung durchzuführen und waren sehr zufrieden und hatten keine Probleme mit Verstopfungen.

Viele von meinen Interessenten wollen schnelle Erfolge sehen. Daher werde ich sehr oft gefragt:

Wieviele Kilos sind in einem Durchgang realistisch?

Grundsätzlich ist zwischen Frau und Mann zu unterscheiden. Männer können mehr Gewicht verlieren, da sie in der Regel weniger Fettreserven und mehr Muskulatur aufweisen. Erfahrungsgemäß haben in meinem Team die Frauen zwischen 5-8 Kilo und die Männer zwischen 7-12 Kilo in einem Durchlauf verloren. Das variiert natürlich auch, wenn man die Kur nur halbherzig durchführt. Maximale Erfolge sind dann möglich, wenn alle Komponenten optimal zusammenspielen und eingenommen werden.

Als ich mich im Internet zur Kur belesen habe, habe ich von der Gefährlichkeit des Hormons hCG gelesen.

Ist dieses Hormon wirklich so gefährlich?

Das Hormon hCG ist ein körpereigenes Hormon und wird in der Schwangerschaft gebildet. Schwangerschaftstests reagieren zum Beispiel auf dieses Hormon. Ich empfehle meinen Interessenten die Einnahme des echten Hormons zu unterlassen, da wir alle wissen welch drastischen Auswirkungen Hormone auf den Körper haben können. Doch ich empfehle die Stoffwechselkur nicht mit dem echten Hormon, sondern mit den homöopathischen Globulis aus der Apotheke. Was dies bedeutet, erkläre ich direkt in der nächsten Frage. Und keine Angst, jeder der diese Kur macht und das homöopathische Mittel einnimmt, kann ganz beruhigt einen Schwangerschaftstest machen. Es ist im Körper nicht nachweisbar und somit auch nicht schädlich. Ich fange bei dieser Frage immer an zu Schmunzeln, denn besonders Frauen nehmen sich oft die Aussagen zum echten Hormon sehr zu Herzen und sind skeptisch. Doch viele von ihnen nehmen seit Jahren die Antibabypille und machen sich darüber gar keine Gedanken ☺

In den Infoabenden komme ich oft zu dem Punkt, an dem ich die Globulis genauer erkläre. Da die Homöopathie mittlerweile immer mehr an Beliebtheit gewinnt, brauche ich oft gar nicht weiter auf dieses Thema eingehen. Doch es kommt auch mal vor, dass Interessenten mich fragen:

Ich habe gehört, Homöopathie ist absoluter Unsinn und funktioniert nur, wenn man daran glaubt. Stimmt das?

Zuerst einmal ist die Homöopathie eine Arzneitherapie, die darauf beruht, dass Ähnliches durch Ähnliches geheilt werden kann. Begründet wurde diese Therapieform von einem deutschen Arzt namens Samuel

Hahnemann. Ein homöopathisches Mittel, wie das benutzte in der Stoffwechselkur, gleicht einer Information und gibt dem Körper einen neuen Impuls. Somit hat unser Organismus die Möglichkeit wieder ins Gleichgewicht zu kommen. Allerdings wird bei der Homöopathie eine Ursubstanz durch Potenzierung so lange verdünnt bis der Wirkstoff nicht mehr nachweisbar ist und somit auch andere Körperfunktionen nicht beeinträchtigen kann. Es befindet sich nur noch die reine Information in den meist energetisierten Zuckerkügelchen oder Tropfen. Viele Gegner bezeichnen die Homöopathie als Unsinn und untersagen ihr Placebo-Effekte. Sie untermauern ihr Aussage damit, dass der Patient oder Interessent an die Wirkung glauben muss, da sonst keine Erfolge einsetzen werden. Vor Kurzem habe ich auf meiner Seite folgenden Text gepostet:

Homöopathie nur für welche, die daran glauben? Homöopathie nur Placebo-Effekt und Unsinn?

Doch warum geht es vielen Tieren mit homöopathischen Mitteln oft besser oder werden von ihren Leiden ganz geheilt?

Ach ja, weil man ihnen natürlich im Vorfeld ausgiebig in einem Gespräch erklärt hat, dass sie daran glauben müssen, da das Mittel sonst nicht wirken kann und keine Erfolge einsetzen.

Jedem bleibt selber überlassen, was er glaubt oder was er ausprobiert. Mit persönlich ist aber in den ganzen Jahren aufgefallen, dass mich Medikamente nur noch kränker gemacht haben. Ich habe das eine behandelt und damit anderen Sachen ausgelöst. Und wer kennt nicht die ganzen Mittelchen, die selbst schon bei kleinsten Erkältungen in den Körper geschüttet werden ohne auch nur eine Sekunde darüber nachzudenken. Ich kann nur von mir selber sagen, dass ich seit meiner Umstellung nicht einmal krank war oder Probleme hatte.

Da natürlich viele Interessenten von den schnellen Ergebnissen überrascht sind, fragen mich ganz viele:

Ist denn schnelles Abnehmen nicht ungesund und gefährlich?

Ich weiß nicht, wo Menschen so etwas her haben oder wie sich diese Aussage seit Jahren durchsetzen konnte. Doch ich kann mir vorstellen, dass sie aus den Mangelerscheinungen während einer normalen Diät resultiert. Da der Körper bei kalorienreduzierter Ernährung kaum Wasser mehr bindet und die Muskulatur sowie gesunde Fette zur Energiegewinnung nutzt, verliert man anfangs einige Kilos. Da dem Körper aber wichtige Bestandteile aus der normalen Ernährung fehlen, bekommen viele Mangelerscheinungen. Vielleicht kam es dann irgendwann zu der Aussage, dass schneller Gewichtsverlust ungesund und gefährlich ist. Bei der Stoffwechselkur wirkt sich die schnelle Gewichtsabnahme in Verbindung mit den Globulis und den Vitalstoffen aber positiv auf den Körper aus. Auch die Angst vor schnell erschlaffter Haut ist unnötig, da das Hautbild sich schon in den ersten Tagen sichtbar verbessert. Viele meiner Frauen waren sogar sehr über die Verbesserung ihrer Cellulitis erstaunt, da die Zellen eine optimale Basis für die Regeneration hatten und das Gewebe einmal komplett entschlackt wird.

Immer öfter habe ich Vegetarier in den Gesprächen zu sitzen, die natürlich über den Essensplan nicht begeistert sind. Daher eine immer häufiger vorkommende Frage:

Ich esse seit Jahren keine tierischen Produkte mehr.

Kann ich als Vegetarier diese Kur überhaupt machen?

Da der Ernährungsplan zwei Mal am Tag tierisches Eiweiß vorsieht, ist es auch für Vegetarier wichtig Eiweiß zu sich zu nehmen. Hier kann ganz beruhigt Quark, Hirtenkäse oder auch Tofu zu sich genommen werden. Ich sage meinen Interessenten, dass sie sich einfach ausprobieren sollen und die Nahrungsmittel, die sie sonst als Ersatz kaufen, in den Plan mit einbinden sollen.

Wenn man von der Stoffwechselkur zum ersten Mal hört, dann kommt es oft vor, dass die vielen neuen Informationen einen förmlich erschlagen können. Am Ende einer jeden Infoveranstaltung mache ich daher immer noch einmal eine Fragerunde und ab und zu fragen Interessenten noch einmal nach dem Hypothalamus.

Was hat jetzt noch einmal der Hypothalamus mit dem Erfolg der Kur zu tun?

Der Hypothalamus befindet sich in unserem Gehirn, genauer gesagt ist es eine Region im Zwischenhirn und hat wichtige Aufgaben in unserem Körper. Er steuert nicht nur unseren Blutdruck und die Atmung, sondern auch unseren Stoffwechsel. Da wir aber besonders in den Industrieländern eine große Auswahl an Genussmitteln vorfinden und ständig Faktoren ausgesetzt sind, die nicht nur positiv sind, hat das auch Auswirkungen auf diese Hirnregion. Es kann daher zur Fehlfunktion kommen, sodass unsere Körperfunktionen nicht mehr in den richtigen Bahnen laufen. Einige Faktoren sind zum Beispiel eine ungesunde Ernährung, Glutamat, Aspartam, Amalgam, Antidepressiva, Alkohol, Nikotin, Stress,... Daher sind viele Menschen nicht nur dick, weil sie viel essen und sich kaum bewegen, sondern weil der Hypothalamus nicht mehr richtig funktioniert und gestört ist und sich somit auch der Stoffwechsel verlangsamt. Durch die Kur wird diese Hirnregion wieder neu aktiviert und eingestellt, man spricht dann von einem Hypothalamus-Reset. Und dieser wirkt sich nicht nur während der Kur positiv auf das Gewicht aus. Viele erzählen von einer Verbesserung des gesamten Wohlbefindens und von diversen Krankheitsbildern.

Ich habe für all meine Interessenten und Partner ein Begleitheft zur Kur erstellt. Darin ist der gesamte Ablauf der Kur bis ins kleinste Detail erklärt, die einzelnen Phasen werden erläutert und auch die Anmeldung im Internet wird Schritt für Schritt besprochen. Da wir

Menschen es am liebsten bequem haben, werde ich oft Folgendes gefragt:

Kann ich die homöopathischen Mittel auch zusammen mit dem Vitalstoffpaket im Internet bestellen?

Die Globulis oder Tropfen sind nur in der Apotheke und nicht in unserem Onlineshop erhältlich. Daher muss man sich das Vitalstoffpaket getrennt von den Globulis bestellen. Für meine Leute aus näherer Umgebung habe ich eine Apotheke gefunden, die mittlerweile die Globulis auf Vorrat hat. Aber natürlich kann man sie auch bequem über eine Onlineapotheke von zu Hause aus bestellen, da Interessenten kein Rezept benötigen. Bisher habe ich immer gute Erfahrungen in Apotheken gemacht, stieß immer auf Zuspruch und Interesse. Doch eine Freundin berichtete mir einmal von ihren Erfahrungen in einer Apotheke, in der sie nur schnell die Globulis kaufen wollte. Die Apothekerin hatte eine Abneigung gegen Homöopathie und hielt ihr erst einmal einen langen Vortrag an der Kasse. Doch sie lächelte nur und lud die Apothekerin zu meinem nächsten Infoabend im Sportstudio ein. Danach packte sie das Geld auf den Tresen und steckte die Globulis in die Tasche. Leider habe ich die Apothekerin bis heute nicht persönlich kennenlernen dürfen.

Können alle Menschen diese Kur machen?

Da man den Körper mit dieser Kur in allen Belangen etwas Gutes tut, können viele Menschen diese Kur machen. Ziel ist die Entgiftung, Entschlackung und Entsäuerung des Körpers. Schwangere und stillende Mütter empfehle ich die Kur erst dann zu beginnen, wenn sie mit dem Stillen fertig sind, da sie sonst das Kind passiv mit in die Kur einbinden und auch sie dann automatisch dieser Extremsituation ausgesetzt sind.

Wie bereits beschrieben, sollten sich alle Menschen mit chronischen Krankheiten von ihrem Arzt begleiten lassen. So wie eine gute Freundin, die vor der Kur unter Diabetes Typ II litt. Ihr Arzt war nicht von Anfang an über ihre Pläne begeistert, bot ihr aber seine Unterstützung während der Kur an und untersuchte sie mehrfach in den darauffolgenden Wochen. Meine Freundin wurde während der Kurphase immer wieder neu eingestellt und konnte nach der Stabilisierungsphase sogar ganz auf ihre Insulinspritzen verzichten. Der Arzt war über den Erfolg so begeistert, dass er jetzt öfter die Stoffwechselkur anderen Patienten ans Herz legt.

Ich hatte eine alte Arbeitskollegin, die mit ihrem Gewicht soweit zufrieden war, sich aber vorstellen konnte, die Kur als Gesundheitsvorsorge durchzuführen. Sie fragte mich daher nach meinem Vortrag:

Ich würde sehr gerne die Kur machen, habe aber Angst zu viel Gewicht zu verlieren.

Ist es daher möglich nur 2-4 Kilo abzunehmen?

Natürlich kann man auch hier die Gewichtsabnahme steuern. Man geht in dem Fall nicht auf 500-750 Kilokalorien am Tag herunter, sondern nimmt einfach das Doppelte an Kalorien am Tag zu sich. Der Körper wird trotzdem entgiftet, entsäuert und entschlackt, zieht sich aber immer zuerst die Energie aus den zugeführten Nahrungsmitteln. So ist es auch, wenn man sein Idealgewicht bereits in der Kurphase erreicht hat. Dann erhöht man die Kalorien am Tag, nimmt weiterhin die Globulis und Vitalstoffe und erreicht trotzdem den Hypothalamus-Reset und die Neueinstellung der Körperfunktionen.

Warum ist es so wichtig auf Milch bzw. Milchprodukte zu verzichten?

In der Milch befindet sich Milchzucker und Fett. Sobald der Körper diese Komponenten zur Verfügung gestellt bekommt, greift er zuerst für die Energiegewinnung darauf zurück. Der Sinn der Stoffwechselkur ist aber die Verbrennung der Depotfette und somit die Reduzierung der krankhaften Fettzellen. Es ist ratsam auf Milch und Fett während der Kur zu verzichten, da sich sonst die gewünschten Erfolge verringern können.

Wir Frauen sind stets auf unsere Körperpflege bedacht, daher werde ich oft gefragt, wie es mit dieser in der Stoffwechselkur aussieht.

Muss ich mich bei der Körperpflege umstellen?

Da muss ich immer ein wenig lachen, denn auf das Duschen und Waschen sollte keiner verzichten müssen. Das Einzige was wirklich wichtig ist, ist die geringere Dosierung von fetthaltigen Körperlotionen. Denn wie beim fetthaltigen Essen, kann sich auch das Fett in der Bodymilk negativ auf die Erfolge auswirken.

Ich habe schon Unmengen an Diäten gemacht und nach jedem Versuch hatte ich viel mehr darauf als vor Beginn der Diät. Ich habe totale Angst, dass auch nach der Stoffwechselkur der Jo-Jo-Effekt wieder zuschlägt.

Ist meine Angst vor dem Jo-Jo-Effekt berechtigt?

Das habe ich von ganz vielen Teilnehmern gehört und niemals hat sich eine Angst bestätigt. Durchweg waren alle völlig überrascht, dass sie ihr Gewicht nach der Kur- und Stabiliserungsphase so gut halten konnten. Das hat zu größten Teilen mit dem Hypothalamus zu tun, der den Setpoint, also das Gedächtnisgewicht, neu einstellt und dauerhaft herabsetzt. So hatte ich zum Beispiel Martin mit ihm Team, der immer ein Gewicht um die 96 Kilo hatte. Und da konnte er noch so gesund essen und Sport treiben, seine tote Katze am Bauch wollte einfach nicht verschwinden und sein Gewicht pegelte sich immer wieder auf dieses Gewicht ein. Nach der Kur hatte er einen neuen Setpoint erreicht, der bei 87 Kilo lag. Und auch wenn er mal einen Tag sündigte, kam er immer wieder auf dieses neue Gewicht zurück. Lustig war auch meine Schwiegermama, die mich zwei Tage nach der Kurphase anrief und mir berichtete, dass sie wieder 700 Gramm zugenommen hat. Sie hatte Angst, dass jetzt alles für die Katz war und der Jo-Jo-Effekt zuschlagen würde. Doch ich beruhigte sie und sagte ihr, dass der

Körper natürlich bei normaler Ernährung wieder etwas Wasser im Körper bindet und sie die nächsten Tage abwarten sollte. Und wie ihr bereits am Telefon vorhergesagt, ist ihr Gewicht sogar noch weiter gesunken. Sie hatte nicht nur die 700 Gramm wieder runter, sondern hatte noch einmal zusätzlich 600 Gramm verloren. Und da pegelte sie sich auch ein und hält ihr Gewicht bis heute.

Sollte man allerdings in seine alten Gewohnheiten verfallen und sich wieder ausschließlich von Junkfood, Weißmehlprodukten und zuckerhaltigen Nahrungsmitteln und Getränken ernähren, dann wird man auch wieder allmählich zunehmen. Zwar nicht so schnell wie vorher, aber kontinuierlich Schritt für Schritt.

Ich habe noch so einige Festlichkeiten vor mir. Hochzeit, Jubiläum, Geburtstag, Dorffest,...

Ich weiß nicht wann ich beginnen soll?

Ich frage dann immer meine Interessenten ob sie wissen, warum der Teufel seine Großmutter erschlagen hat? Weil er keine Ausreden mehr wusste. Diejenigen, die wirklich etwas verändern wollen, beginnen sofort mit der Kur und ohne Ausreden. Auch auf Feiern kann man sich an seinen Ernährungsplan halten und seine Freunde vorher darüber informieren, um komische Blicke zu vermeiden. Frauen sollten allerdings am letzten Tag ihrer Periode beginnen, um die bestmöglichen Erfolge zu erzielen.

Ich bin weiterhin sehr skeptisch, möchte aber die Kur einfach mal ausprobieren.

Was mache ich, wenn ich keine Erfolge habe?

Zuerst einmal kam es bei mir im Team bisher nur ein einziges Mal vor, dass eine gute Freundin ihre Produkte komplett zurückschicken musste, da sie innerhalb von zwei Wochen nicht ein einziges Kilo verlor. Später stellte sich heraus, dass sich ihre verschiedenen und sehr starken Medikamente negativ auf die Kur auswirkten und eine Gewichtsabnahme nicht zuließen. Sie rief problemlos unser Unternehmen an und schickte das komplette Vitalstoffpaket zurück. Und obwohl es schon zur Hälfte aufgebraucht war, erhielt sie den vollen Kaufpreis zurück.

Geht auch eine günstigere Version der Vitalstoffe?

Eine Freundin setzte sich während eines Erstgespräches mit in die Runde und hörte gespannt zu. Sie fand das Thema Abnehmen auf gesunde Weise so interessant, dass sie unbedingt mehr zu den Globulis erfahren wollte. Ich stellte ihr die Stoffwechselkur genauer vor und drückte ihr das Begleitheft in die Hand. Einige Wochen später erzählte sie mir dann, dass sie sich die Globulis aus der Apotheke besorgt hatte. Ich guckte mir meine Übersicht im Internet an, doch konnte sie nirgendwo als Partner finden. Daher fragte ich bei ihr nach, ob sie sich die Vitalstoffe woanders besorgt hätte. Sie antwortete mir, dass ihr das komplette Paket zu teuer war, sie aber im Internet recherchiert und vergleichbare Produkte gefunden hatte. Ich reagierte etwas skeptisch, äußerte ihr gegenüber auch meine Bedenken, doch drückte ihr selbstverständlich die Daumen, dass sie die gewünschten Erfolge ohne Probleme erzielen würde.

Doch zwei Wochen später bekam ich auf meine Nachfrage folgenden Text:

Hey Maus, ich habe die Kur mit den Globulis und meinen eigenen Vitalstoffen angefangen. Anfangs hatte ich überhaupt keine Probleme, außer etwas Kopfschmerzen, die ja aber völlig normal sind. Doch nach einer Woche war ich schon so schwach, dass ich mich kaum noch konzentrieren und auf den Beinen halten konnte. Ich war schlecht gelaunt, hatte einen Mordhunger und ständig war ich müde und ohne Elan. Ich habe die Kur dann abbrechen müssen. Du hattest mit deinen Zweifeln wirklich Recht, da kann man noch so viel recherchieren und zusammenstellen. Ich bin von der Kur absolut überzeugt und fange sie jetzt ein zweites Mal an, doch dieses Mal mit den richtigen und hochwertigen Vitalstoffen. Mehr Geld bedeutet auch mehr Qualität und meine Gesundheit geht einfach vor.

Schlusswort

Wie bereits am Anfang des Buches geschrieben, ist mein sehnlichster Wunsch, vielen Menschen mit diesem Buch einen neuen Weg zu zeigen und ihnen wieder neuen Mut zu machen. Ihnen von meiner ganz persönlichen Situation zu berichten, die damals oft nicht einfach und manchmal völlig aussichtslos war, und meine Erfahrungen mit anderen zu teilen.

Ich hoffe, dass ich allen Interessenten einen Einblick in meinen ganz persönlichen Weg geben konnte. Es ist nicht schwer sein Leben selbst in die Hand zu nehmen und nach seinen Vorstellungen zu gestalten, seine Wünsche, Träume und Ziele zu verwirklichen.

Doch den ersten Schritt in die richtige Richtung kann jeder nur für sich alleine machen. Gerne stehe ich allen Interessenten und Partnern auch in Zukunft beratend zur Seite und freue mich, wenn wir gemeinsam die Welt etwas gesünder gestalten würden.

Meinem ganz persönlichen Ziel, mir, meiner Familie und vor allem meiner Mama, die immer für mich da war, durch Empfehlungsmarketing ein neues und ruhigeres Leben zu schenken, komme ich Schritt für Schritt immer näher. Und da dieses fantastische Konzept auf die Unterstützung und die Hilfe untereinander aufgebaut ist, freue ich mich auf die nächsten Jahre mit vielen neuen Partnern und daraus wachsenden Freundschaften.

Und wer weiß, vielleicht treffe ich jeden einzelnen Leser dieses Buches irgendwann einmal persönlich. Wenn ich zu einem neuen Leben – sozial, gesundheitlich und finanziell – beitragen kann, macht mich das unheimlich stolz und würde mich sehr freuen. Und daher beende ich dieses Buch mit einem schönen Spruch:

Lass niemals zu, dass andere bestimmen, wo die Grenzen deiner Träume sind! Träume sind dafür da, verwirklicht zu werden!

Eure Joline

www.ingramcontent.com/pod-product-compliance
Lightning Source LLC
Chambersburg PA
CBHW020859310526
45786CB00018B/398